München
1. Auflage 2005
ISBN 3-89883-118-3

Texte	Dr. Johannes G. Mayer Pater Kilian Saum OSB Dr. med. Bernhard Uehleke
Redaktion	Karen Guckes-Kühl, Kathrin Ullerich
Fotos	Alexander Haselhoff (Seite 6–9, Vor- und Nachsatz, Umschlagrückseite) Dr. Kai-Uwe Nielsen (Seite 172–175, Umschlagvorderseite)
Grafische Gestaltung	Barbara Markwitz, Kuniko Taguchi
Heilpflanzen-Illustrationen	Susanne Bräunig, Harald Vorbrugg
Herstellung	Karin Mayer, Peter Karg-Cordes
Lithografie	inteca Media Service GmbH, Rosenheim
Druck und Bindung	L.E.G.O., Vicenza

Besuchen Sie uns auch im Internet unter www.zsverlag.de

DIE KLEINE KLOSTER-APOTHEKE

Die wichtigsten Heilpflanzen und die besten Rezepturen von Pater Kilian

ZABERT SANDMANN

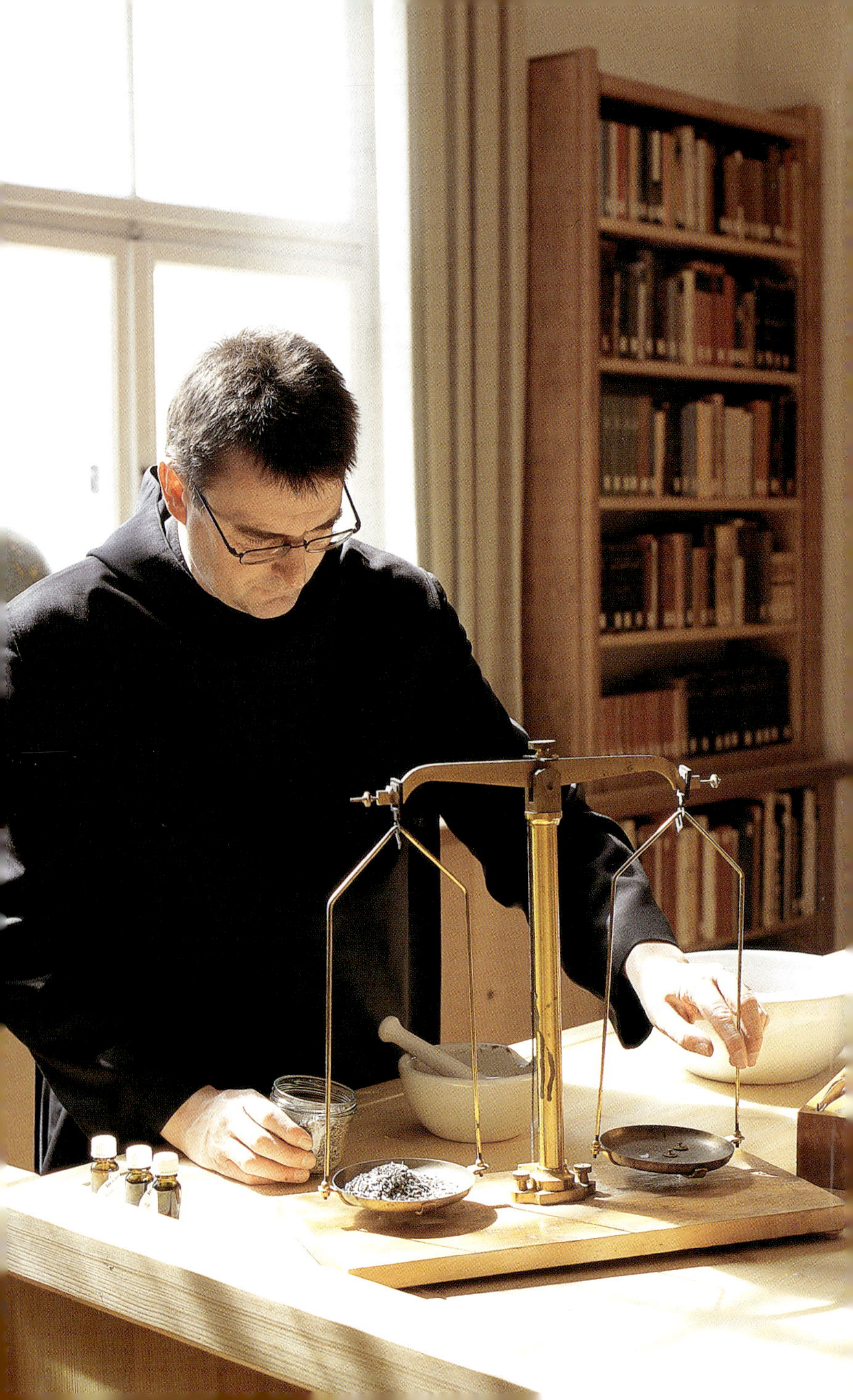

Inhalt

Klösterliches Heilwissen neu entdeckt

Klöster, jene Orte der Stille und des Gebets, verstanden sich von jeher auch als Hochburgen der Gelehrsamkeit. Mehr als 600 Jahre lang, vom 8. bis zum 13. Jahrhundert, waren es die Mönche und Nonnen, die für die medizinische Versorgung der Bevölkerung verantwortlich waren. In mühevoller Handarbeit fertigten die lese- und schreibkundigen Ordensbrüder und -schwestern Kopien von alten medizinischen Schriften an. Was sich in dieser Epoche hinter ehrwürdigen Klostermauern ansammelte, sind wahre Schätze natur- und heilkundlichen Wissens. Dabei nutzten die Mönche und Nonnen nicht nur das Vorwissen der Antike, sie kümmerten sich auch um die Einrichtung von Spitälern. Barmherzigkeit spielte für sie eine große Rolle: »Die Sorge für die Kranken muss vor und über allen Pflichten stehen«, so hatte es schon der heilige Benedikt in seiner Ordensregel formuliert.

Klostermedizin – damit ist bis heute eine ganz bestimmte Art der Krankenversorgung und der Heilung verbunden. Sie stützt sich fast ausschließlich auf die Pflanzenheilkunde. Je nachdem, wie sich die Wirkstoffe der Pflanzen am besten entfalten, wendet man sie in unterschiedlichen Rezepturen an: in Tees und Tinkturen, als Wickel oder Bäder. Neben dem Heilen von Krankheiten mit Pflanzen geht es vor allem um das Vorbeugen vor Erkrankungen und die Gesunderhaltung. Dahinter verbirgt sich eine Lebensform, die dem Einzelnen hilft, so für Körper, Geist und Seele zu sorgen, dass sie im Einklang mit der Natur stehen – Klostermedizin ist eine ganzheitliche Methode.

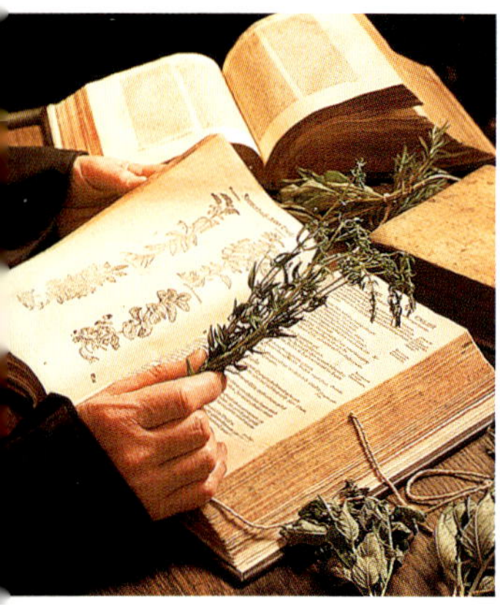

Sanfte Medizin auf dem Vormarsch

In der Epoche der Klostermedizin wurden bedeutende medizinische Werke geschaffen – etwa die Schriften von Hildegard von Bingen oder der ›Macer floridus‹ –, die bis weit ins 19. Jahrhundert hinein ihre Gültigkeit behielten. Manches lebt bis heute in der Familientradition weiter. Zahlreiche Pflanzen und Anwendungen sind inzwischen aber auch mit den modernen Methoden der Naturwis-

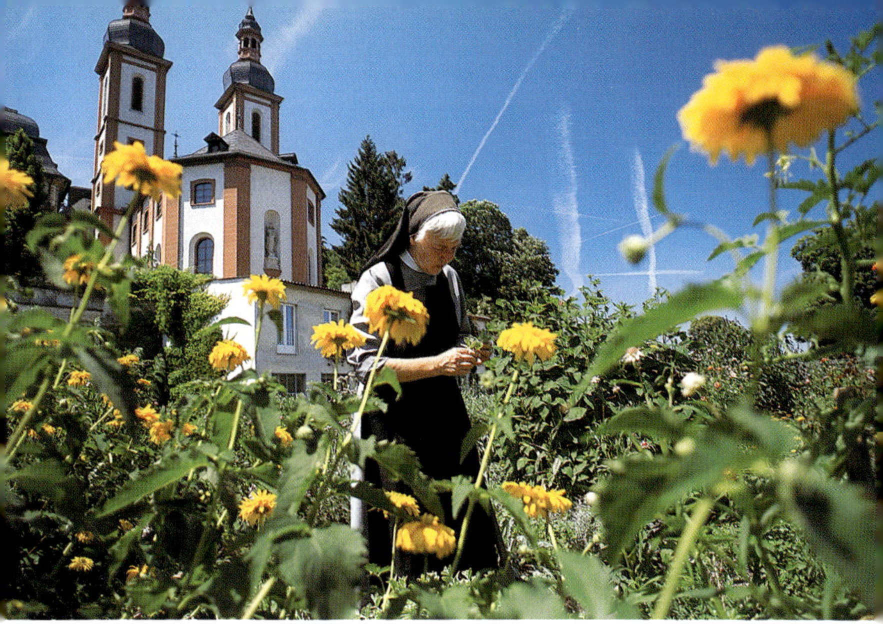

senschaft und Medizin erforscht, und es wäre töricht, diese Erkenntnisse zu missachten. Klosterheilkunde, wie wir sie heute nennen und praktizieren, ist nur dann sinnvoll, wenn alte Erfahrungen mit heutigen Erkenntnissen zusammengebracht werden. Dies erhöht erheblich die Sicherheit und das Vertrauen für jeden, der sie nutzt.

Obwohl das Interesse an den sanften Mitteln der Naturheilkunde in den letzten Jahren enorm gestiegen ist, liegen noch viele Schätze der Klostermedizin in den alten Schriften verborgen. Sie warten darauf, den modernen wissenschaftlichen Prüfungen Stand zu halten.

Perlen vor unserer Haustür

In der Klostermedizin zählt die Erfahrung unserer Vorfahren. Die in diesem Buch beschriebenen Arzneipflanzen sind nicht einfach nur jene, die in der modernen Phytotherapie (Pflanzenheilkunde) akzeptiert und genutzt werden. Es handelt sich vielmehr um eine Auswahl jener Pflanzen, die in der Klostermedizin besonders häufig verwendet wurden und über die auch moderne pharmazeutische Erkenntnisse vorliegen. Pflanzen, die erst in jüngerer Zeit in Europa als Heilpflanzen eingeführt wurden, sind nicht berücksichtigt, wenn sie in der Tradition der Klöster nie eine Rolle gespielt haben. Deswegen wird der Leser in diesem Buch Ginkgo oder Teebaumöl vergeblich suchen. Das Werk konzentriert sich auf »Perlen, die vor der eigenen Haustür liegen«.

Apotheken der Natur: die Klostergärten

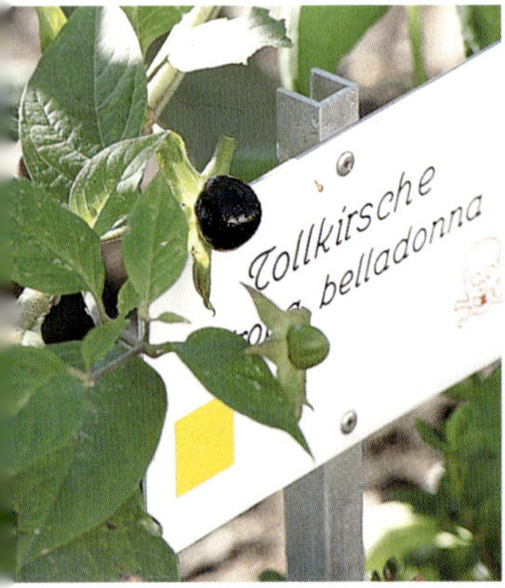

»Ein umfriedeter Garten ist meine Schwester, meine Gemahlin«, heißt es im ›Hohelied Salomons‹, einem Buch des Alten Testaments, das im Mittelalter sehr populär war. Der Klostergarten war ein Ort des Rückzugs, umgeben von einer starken Einfriedung, die Schutz bot vor Dieben und wilden Tieren. Vor allem aber war er eine historische Reminiszenz an die Tatsache, dass die ersten Klöster von den Benediktinermönchen in Italien gegründet worden waren, wo es die hoch entwickelte Gartenbaukultur der Römer gab. Viele Kenntnisse, die die Römer nicht schon selbst über die Alpen gebracht hatten, gelangten im 8. und 9. Jahrhundert durch die Mönche nach Mitteleuropa, wobei sie auch zahlreiche mediterrane Pflanzen mitbrachten. Die Namen einiger Kräuter, wie zum Beispiel Salbei (lat. *salvia*), weisen noch heute auf diese Abstammung hin.

Das Herzstück der Pflanzenheilkunde

Bei einem Kloster war nicht nur der Garten selbst, sondern die gesamte Anlage von einer Mauer umgeben. Sie definierte den vorwiegenden Lebensraum der Mönche. Schließlich spielte für das Klosterleben die Idee der Einsiedelei eine große Rolle: Die ersten christlichen Mönche waren Einsiedler gewesen, die sich von der Gesellschaft zurückgezogen hatten, um ein Leben in Gebet und Meditation zu verbringen. Und aus diesen Gründen sollte innerhalb der Klostermauer der Anbau von Nutzpflanzen betrieben werden. So entstanden Klostergärten, die man nach ihrer Funktion in Nutzgarten *(hortus)* und Kräutergarten *(herbularius)* trennte. Die geernteten Pflanzen wurden in speziellen Räumen getrocknet und aufbewahrt. So bildete sich auch der Begriff Droge, der sich von dem mittelhochdeutschen Wort »drög« (trocken) ableitet. In den Trocken- und Vorratsräumen wurden die einzelnen Drogen geschnitten, in Mörsern zerrieben und gemischt. Aus diesen Räumen entwickelten sich später die Klosterapotheken.

Das große Vorbild: der St. Gallener Klosterplan

Dass wir heute so detailliert wissen, wie ein Klostergarten angelegt und was in ihm angebaut wurde, verdanken wir dem Plan eines idealen Klosters, der etwa um 830 niedergeschrieben wurde und als St. Gallener Klosterplan bekannt ist. Die meisten Klöstergärten entsprechen im Wesentlichen dieser Vorlage. Der Plan enthält einige sehr durchdachte Vorgaben, sogar die anzubauenden Pflanzen waren vorgegeben.

Demnach gab es drei verschiedene Gärten, einen Obst-, einen Gemüse- und einen Arzneipflanzengarten, in dem 16 verschiedene Heilpflanzen in rechteckigen, länglich angelegten Beeten angebaut werden sollten. Der Kräutergarten sollte direkt hinter dem Spital angelegt werden. Pro Beet wurde nur eine Pflanze gesät, um die Reinheit zu garantieren und die Verwechslungsgefahr zu minimieren. So konnte man auch Hilfsjungen in den Garten schicken; statt des komplizierten lateinischen Namens sagte man einfach: »Das erste Beet an der linken Mauer«.

Aus diesen Sektoren entwickelten sich in der Neuzeit nach medizinischer Anwendung angelegte Beete, etwa für Verdauungsbeschwerden oder Atemwegserkrankungen. In vielen Klostergärten kann man noch heute die faszinierende Symmetrie der Heilpflanzenbeete bewundern.

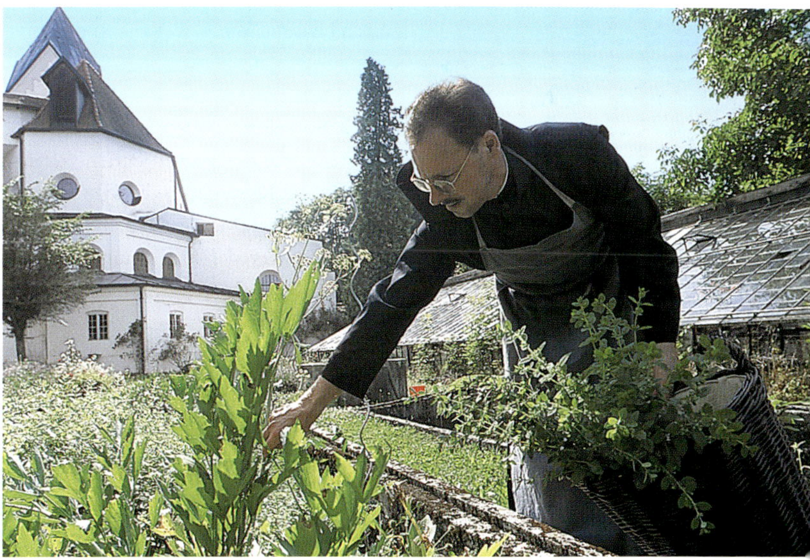

Ackerschachtelhalm

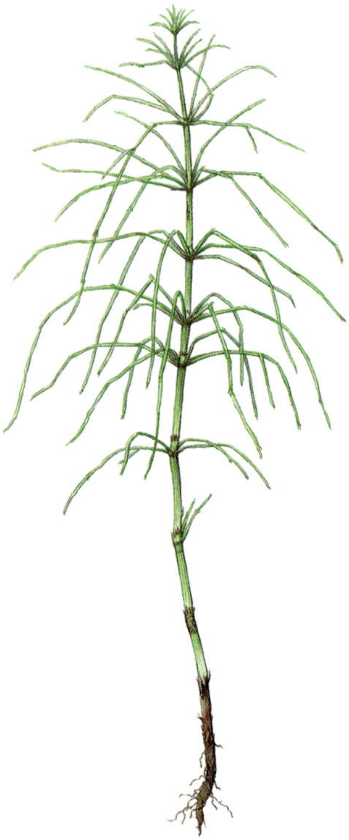

In der Antike war die blutstillende Wirkung des Ackerschachtelhalms geradezu legendär. Man war der Meinung, es genüge, ihn nur in der Hand zu halten, um eine Blutung zu stillen. Auch in der Klosterheilkunde hatte der Ackerschachtelhalm einen hohen Stellenwert, lediglich Hildegard von Bingen hielt ihn für medizinisch unbrauchbar. Um 1900 kam die Pflanze zu neuen Ehren, als man sie erfolgreich gegen die damals häufige Tuberkulose und bei Hautleiden einsetzte. Der unerwartete Ruhm als Heilpflanze währte allerdings nur wenige Jarhzehnte: Inzwischen findet der Ackerschachtelhalm von Seiten der Forschung nur noch geringe Beachtung.

HERKUNFT UND ANBAU: Die Familie der Schachtelhalmgewächse (Equisetaceen), zu der auch der Ackerschachtelhalm gehört, zählt zu den ältesten lebenden Pflanzenarten überhaupt. Sie ist auf der ganzen Welt mit Ausnahme von Australien, Neuseeland und Tasmanien verbreitet. Unter den heute noch existierenden 32 Arten ist der Ackerschachtelhalm die wichtigste Heilpflanze. Für den arzneilichen Gebrauch wird er vor allem aus Anbauten in China eingeführt.

INHALTSSTOFFE: In der Heilkunde werden die grünen unfruchtbaren Triebe des Ackerschachtelhalms verwendet. Für die Wissenschaft ist die entwässernde Wirkung der Pflanze nur durch ein Zusammenspiel der verschiedenen Pflanzenwirkstoffe erklärbar. Dazu zählen Flavonoide und verschiedene mineralische Bestandteile, wobei Kieselsäure und Kaliumsalze den größten Anteil ausmachen. Die Wirkstoffe lassen sich nur durch längeres Kochen aus dem Kraut herauslösen.

ANWENDUNGSGEBIETE: Wissenschaftlich anerkannt ist die innerliche Anwendung von Ackerschachtelhalmkraut zur Durchspülungstherapie bei bakteriellen und entzündlichen Erkrankungen der Harnwege, zur Ausschwemmung von Ödemen (vor allem der Beine) sowie zur Prophylaxe von Nierengrieß und Gichtattacken. Äußerliche Anwendungen dienen zur unterstützenden Behandlung schlecht heilender Wunden.

ANWENDUNGSFORM UND DOSIERUNG: Ackerschachtelhalm ist ein häufiger Bestandteil in Blasen-, Nieren- und Rheumatees. Aus geschmacklichen Gründen wird er nur selten allein zubereitet. Ist dies der Fall, empfiehlt sich eine Tagesdosis von 6 g. Um eine gute Durchspülungswirkung bei Erkrankungen der Nieren zu erreichen, sollte man mindestens ebenso viele Tassen Wasser wie Tee über den Tag verteilt trinken.

➤ Zur Förderung der Wundheilung wird Ackerschachtelhalm äußerlich in Form von Bädern und Umschlägen eingesetzt. Für einen Umschlag 10 Teelöffel grob gepulvertes Ackerschachtelhalmkraut mit 1 Liter kochendem Wasser übergießen, 30 Minuten bis knapp unter dem Siedepunkt kochen lassen und abseihen. Einen sterilen Verbandsmull in den Sud tauchen und 2- bis 3-mal täglich als Umschlag auflegen. Für einen Sud als Badezusatz sollte man etwa 200 g Schachtelhalmkraut pro Bad verwenden.

Gegenanzeigen: Bei eingeschränkter Herz- und Nierentätigkeit ist von einer längeren Anwendung des Tees abzuraten.

Nebenwirkungen sind nicht bekannt.

ACKERSCHACHTELHALMTEE ZUR DURCHSPÜLUNG

Zur Durchspülungstherapie bei Blasen- und Nierenerkrankungen 1 Esslöffel Ackerschachtelhalmkraut mit 1 Tasse Wasser übergießen, 5 Minuten kochen, 10 bis 15 Minuten ziehen lassen und abseihen. Über den Tag verteilt 3 Tassen trinken, danach jeweils 1 Glas Wasser trinken.

Aloe – Aloe vera

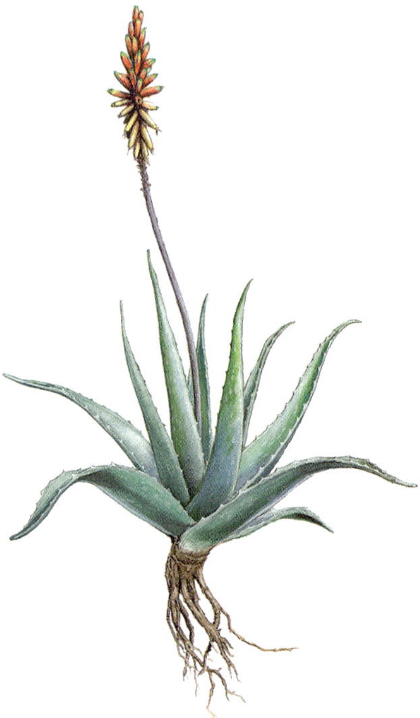

Die berühmten Ärzte der Antike, Dioskurides und Galen von Pergamon, lobten die Aloe bereits als ein besonders wirksames Abführmittel – ein Anwendungsgebiet, das sich bis heute bewährt hat. Spätestens seit sich das pharmazeutische Standardwerk des Mittelalters, das ›Circa instans‹, ausführlich mit der Heilwirkung der Aloe befasste, gehörte sie zum fest etablierten Arzneimittelschatz. Zur Gewinnung des Saftes legte man die abgeschnittenen Blätter in einen Trog oder in eine Erdgrube, die mit Fellen ausgelegt war. Der Saft floss dann von selbst heraus und wurde entweder in Kesseln über dem Feuer eingedickt oder auf den Fellen in der Sonne getrocknet.

HERKUNFT UND ANBAU: Die Aloe ähnelt zwar einem Kaktus, gehört jedoch zur Familie der Liliengewächse (Liliaceen). Ursprünglich aus Afrika (vom Kap der Guten Hoffnung) und Madagaskar stammend, gelangte sie über den östlichen Mittelmeerraum nach Europa. Die Curaçao-Aloe *(Aloe barbadensis)* wird auch in den Küstenregionen Venezuelas und in den subtropischen Gebieten der USA angebaut. In Mitteleuropa wird heute die Kap-Aloe *(Aloe capensis)* bevorzugt.

INHALTSSTOFFE: Der in der Heilkunde verwendete eingedickte und getrocknete Saft aus den Aloe-Blättern zählt zu den stärksten pflanzlichen Abführmitteln. Als wichtigste Wirkstoffe dieses Extrakts gelten die Anthranoide, die den Darm anregen. Für die Kosmetikindustrie wesentlich sind die Polysaccharide und Salicylsäure, die im Aloe-Gel enthalten sind und schmerz- und entzündungslindernd wirken.

ANWENDUNGSGEBIETE: Wissenschaftlich anerkannt ist die innerliche Anwendung des eingedickten Pflanzensafts bei akuter Verstopfung.

➤ In der Erfahrungsheilkunde wird Aloe äußerlich bei Hautproblemen und Wunden eingesetzt. Laut Weltgesundheitsorganisation (WHO) heilen leichte Hautverbrennungen und -verbrühungen schneller, wenn sie mit Aloe-Gel behandelt werden. Das feuchtigkeitsspendende Gel wird auch gern in After-Sun-Präparaten und Cremes verarbeitet. Eine wissenschaftlich nachgewiesene Wirkung besitzt vor allem das frische Aloe-Gel der Blätter.

ANWENDUNGSFORM UND DOSIERUNG: Aloe ist als Trockenextrakt oder Pulver sowie als Dick- oder Fluidextrakt erhältlich. Die Aloe-Tinktur wirkt milder als das Aloe-Pulver oder der Trockenextrakt. Die Tagesdosis beträgt 50 bis 200 mg Pulver.

➤ Bei äußerlicher Anwendung kann Aloe-vera-Gel wiederholt aufgetragen werden, vor allem bei Verbrennungen.

Gegenanzeigen: Bei Darmverschluss und akuten entzündlichen Erkrankungen des Darms sowie bei Kindern unter 12 Jahren und während der Schwangerschaft darf Aloe nicht innerlich angewendet werden.

Nebenwirkungen: Als Abführmittel sollte Aloe nicht länger als 2 Wochen eingenommen werden, da es zu Mangelerscheinungen kommen und die Daueranwendung zu einer verstärkten Darmträgheit führen kann. Es empfiehlt sich, Aloe-Präparate nur dann einzunehmen, wenn mildere pflanzliche Mittel wie Flohsamen (siehe Seite 116) keine ausreichende Wirkung zeigen.

ALOE-GEL ZUR WUNDHEILUNG

Die beste Wirkung besitzt das frische Aloe-Gel. Als Erste-Hilfe-Mittel bei leichten Verbrennungen, Verbrühungen und kleinen Wunden einfach ein Aloe-Blatt einritzen und das herausfließende Gel großzügig – am besten 2-mal täglich – auf die betroffenen Hautstellen auftragen.

Andorn

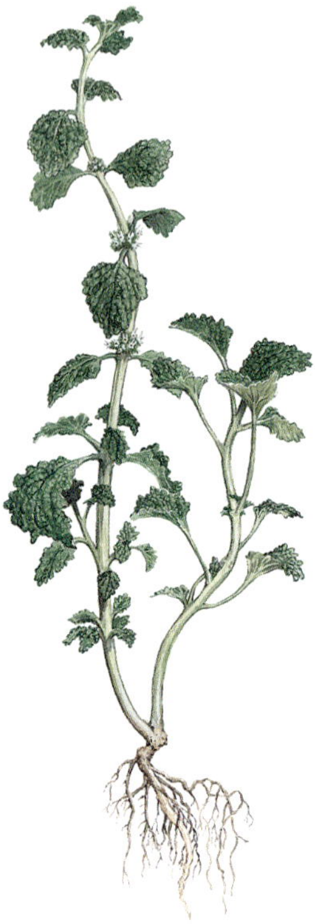

Der Andorn kann auf eine lange Geschichte als Heilpflanze zurückblicken. Er war bereits zur Zeit der Pharaonen gebräuchlich und galt besonders bei Erkrankungen der Atemwege als hilfreiches Heilmittel. Auch in den heilkräuterkundlichen Schriften und Rezeptsammlungen der Klosterheilkunde hatte der Andorn seinen festen Platz: Dabei gehörten Verdauungsbeschwerden und Erkältungskrankheiten ebenso zu der breiten Palette seiner Anwendungsgebiete wie Aussatz und Gicht. Inzwischen genießt der Andorn zwar längst nicht mehr den hohen Stellenwert als Heilpflanze wie in früheren Zeiten. Trotzdem hat sich die seit dem Mittelalter in der Klosterheilkunde praktizierte Anwendung bei Magen-Darm-Beschwerden sowie bei Katarrhen der Atemwege bis heute erhalten.

HERKUNFT UND ANBAU: Der Andorn gehört zur Familie der Lippenblütler (Lamiaceen). Die ursprünglich im Mittelmeerraum beheimatete, wärmeliebende Pflanze wurde vor langer Zeit in Mitteleuropa eingebürgert. Der Anbau als Arzneipflanze erfolgt heute vorwiegend in Osteuropa und Marokko. Da Andorn heute sehr selten ist, sollte man nur Pflanzen verwenden, die aus dem Heilpflanzenanbau stammen.

INHALTSSTOFFE: In der Heilkunde wird das Andornkraut verwendet, das vor allem Gerb- und Bitterstoffe enthält. Darauf weist auch *Marrubium*, der botanische Name der Pflante hin (*marrium* = bitter). Die im Körper aus den Wirkstoffen gebildete Marrubinsäure regt die Bildung von Gallen- und Magensekreten an und führt so zu einer besseren Verdauung. Indirekt lösen die Bitterstoffe auch festsitzenden Erkältungsschleim in den Bronchien.

ANWENDUNGSGEBIETE: Obwohl der Andorn eine sehr alte Arzneipflanze ist, wurde er wissenschaftlich bislang nur wenig erforscht. Anerkannt ist die Anwendung von Andornkraut bei chronischer Appetitlosigkeit, Reizmagen und Verdauungsbeschwerden wie Völlegefühl und Blähungen sowie als schleimlösendes Mittel bei Katarrhen der Atemwege.

➤ In der Erfahrungsheilkunde hat das Andornkraut bis heute eine breite Palette an Anwendungen vorzuweisen: Es wird bei Bronchitis, trockenem und chronischem Husten sowie Keuchhusten, aber auch bei Durchfall, Leber- und Gallenbeschwerden und Fettleibigkeit eingesetzt. Äußerlich angewendet, soll das Kraut darüber hinaus auch bei Geschwüren und Hautverletzungen hilfreich sein.

ANWENDUNGSFORM UND DOSIERUNG: Andornkraut ist Bestandteil verschiedener Galle-Leber-Teemischungen, in denen es oft mit Pfefferminzblättern, Löwenzahnwurzel und Wermutkraut kombiniert wird. Auch in einigen Arzneien aus der Gruppe der Husten- und Magen-Darm-Mittel ist es enthalten. Außerdem verwendet man die Pflanze gern zur Herstellung von Magenbittern, appetitanregenden Weinen und Hustenbonbons.

➤ Bei der Teezubereitung beträgt die Tagesdosis 4,5 g. Vom Frischpflanzenpresssaft nimmt man 2 bis 6 Esslöffel täglich ein.
Gegenanzeigen und Nebenwirkungen sind nicht bekannt.

ANDORNTEE ZUR VERDAUUNGSANREGUNG

1 Teelöffel Andornkraut mit 1 Tasse kochendem Wasser übergießen, 5 bis 10 Minuten ziehen lassen und abseihen. Bei Gallen- und Magen-Darm-Beschwerden jeweils 1 Tasse vor den Mahlzeiten, bei Husten als schleimlösendes Mittel mehrmals täglich 1 Tasse mit Honig gesüßt trinken. Zur Appetitanregung kann bis zu 3-mal täglich 1 Tasse vor den Mahlzeiten getrunken werden.

Angelika

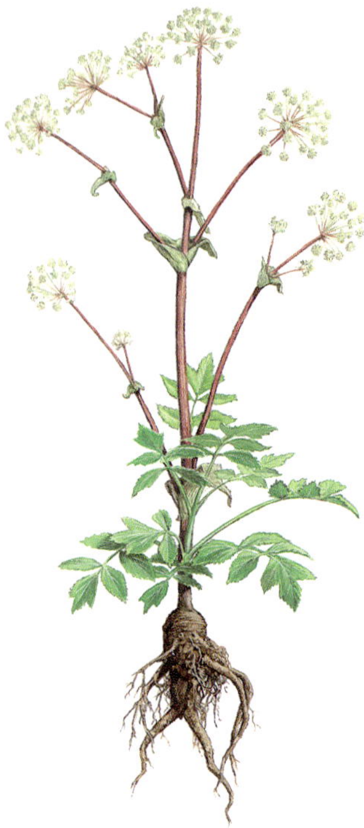

In Mitteleuropa fand die Angelika erst im Zuge der ersten großen Pestwelle 1348/49 weite Verbreitung: Der Legende nach soll damals in der größten Not der Erzengel Raphael höchstpersönlich erschienen sein und sie den Menschen als Schutz vor dem »Schwarzen Tod« gebracht haben. Davon leiten sich auch die zusätzlichen Bezeichnungen »Pestwurz« und »Archangelica« (lat. für Erzengel) ab. Im weiteren Verlauf des 14. Jahrhunderts war die Angelika dann überall gegenwärtig und wurde auch in den Klostergärten angebaut. Über die Anwendungen in der Volksheilkunde als verdauungsförderndes Mittel fand die Pflanze ihren Weg in die Klosterheilkunde und die akademische Medizin.

HERKUNFT UND ANBAU: Die zur Familie der Doldenblütler (Apiaceen) zählende Angelika stammt ursprünglich aus Norwegen und Island. Heute findet man die stattliche Pflanze, die bis zu 2 Meter hoch werden kann, in allen nördlichen Regionen Europas und Asiens. In Kulturen wird Angelika vor allem in Polen, Holland und Deutschland angebaut, seltener in Italien, Belgien, Tschechien und der Slowakei.

INHALTSSTOFFE: In der Heilkunde wird die stark verzweigte, würzig riechende Wurzel der Angelika verwendet, die sich sich erst im zweiten Jahr entwickelt. Sie enthält in hoher Konzentration Bitterstoffe und ätherisches Öl. Diese Inhaltsstoffe regen die Magensaftsekretion und den Gallenfluss an und führen auf diese Weise zu einer besseren Verdauung. Angelikawurzel wirkt an der glatten Muskulatur der Magen- und Darmwände krampflösend und entblähend. Darüber hinaus hemmt die Wurzel erwiesenermaßen das Wachstum von Bakterien und Pilzen.

ANWENDUNGSGEBIETE: Wissenschaftlich anerkannt ist die Anwendung von Angelikawurzel als Bitterstoffmittel bei Reizmagen, Verdauungsschwäche und Appetitlosigkeit. Ebenfalls durch Untersuchungen bestätigt wurde, dass die Wurzel die Bildung von Gallensaft anregt.

- In der Erfahrungsheilkunde wird die Angelikawurzel innerlich zur Behandlung von Erkältungskrankheiten (insbesondere bei Husten) eingesetzt. Darüber hinaus gilt sie als geeignetes Mittel bei Brechreiz, Magen- und Darmkrämpfen sowie bei Menstruationsstörungen. Auch als harntreibendes Mittel findet die Angelikawurzel Verwendung, das ätherische Öl soll bei nervös bedingten Schlafstörungen helfen. Äußerlich angewendet, ist Angelika bei Neuralgien und rheumatischen Beschwerden hilfreich.

ANWENDUNGSFORM UND DOSIERUNG: Angelikawurzel kann man sowohl als Tee wie auch als Tinktur einnehmen. Die Tagesdosis beträgt 4,5 g (getrocknete Wurzel) bzw. 1,5 g (Tinktur). Äußerlich wird sie in Form von ätherischem Öl und Angelikawein angewendet. Angelikawurzel ist auch der Rohstoff für Gewürzextrakte und verschiedene Kräuterschnäpse und -liköre.
Gegenanzeigen: Angelikawurzel darf nicht bei Magen- oder Darmgeschwür verwendet werden.
Nebenwirkungen: Vor allem bei hellhäutigen Menschen kann die regelmäßige Anwendung von Angelikawurzel eine erhöhte Lichtempfindlichkeit bewirken. Deshalb sollte in dieser Zeit auf Sonnenbäder und intensive UV-Bestrahlung verzichtet werden.

ANGELIKATEE ZUR VERDAUUNGSANREGUNG

1 Teelöffel zerkleinerte Angelikawurzel mit 1 Tasse kochendem Wasser übergießen, zugedeckt 10 Minuten ziehen lassen und abseihen. Bei Appetitlosigkeit und allgemeinen Verdauungsbeschwerden jeweils 1 Tasse mäßig warm etwa 30 Minuten vor den Mahlzeiten trinken.

Anis

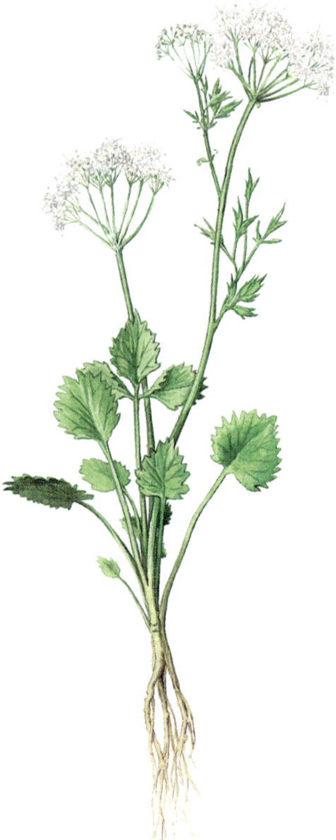

Bereits in der Antike wurde Anis als Heilmittel gegen eine Vielzahl von Erkrankungen empfohlen. Man setzte die Pflanze sowohl als Gegengift bei Schlangenbissen wie auch als Mittel bei Husten ein. In der Klosterheilkunde war Anis als Gewürz und Heilmittel gleichermaßen geschätzt, nicht umsonst wurde der Anbau der Pflanze in den kaiserlichen Gütern unter Karl dem Großen ausdrücklich per Gesetz angeordnet. Welch außergewöhnliche Heilkräfte man dem Anis zuschrieb, belegt etwa das berühmte ›Lorscher Arzneibuch‹ aus der Karolingerzeit. Hier findet sich Anis in mehreren Rezepten zur Förderung der Verdauung, aber auch als Mittel gegen Erkrankungen der Atemwege und gegen Melancholie. Bis auf Letzteres haben sich diese überlieferten Anwendungsgebiete bis in die heutige Zeit erhalten.

HERKUNFT UND ANBAU: Der Anis gehört zur Familie der Doldenblütler (Apiaceen) und stammt aus dem Orient, vermutlich aus dem östlichen Mittelmeerraum. Heute wird er rund um das Mittelmeer angebaut, aber auch in den Ländern der früheren UdSSR, in den USA, in Indien und Deutschland. Die Pflanze benötigt ein feuchtwarmes Klima und gedeiht sehr gut auf sandigem Boden. Die Dolden werden geerntet, wenn sie sich bräunlich gefärbt haben.

INHALTSSTOFFE: Die in der Heilkunde verwendeten Anisfrüchte enthalten vor allem ätherisches Öl. Dessen Hauptbestandteil, das Anethol, ist für die schleim- und krampflösende Wirkung verantwortlich, denn es steigert die Bronchialsekretion und aktiviert die Schleim abtransportierenden Bronchialhärchen. Auch seine bakterienhemmende Wirkung ist beachtlich. Außerdem steigert es die Sekretion von Verdauungssäften und wirkt entblähend.

ANWENDUNGSGEBIETE: Wissenschaftlich anerkannt ist die Anwendung von Anisfrüchten bei Verdauungsschwäche und Katarrhen der Atemwege.

➤ In der Erfahrungsheilkunde galt Anis als Aphrodisiakum. Zurückzuführen ist dies vermutlich auf die östrogene Wirkung des Anethol, das in der Stillzeit auch die Milchbildung fördern soll.

➤ In der modernen Pflanzenheilkunde wird Anis nur noch selten verwendet. Schuld daran sind zwei starke Mitstreiter: Fenchel und Kümmel. Bei Katarrhen der Atemwege, besonders bei Husten, hat Fenchel die stärkere Wirkung, während Kümmel häufig bei Magenschwäche und Blähungen dem Anis vorgezogen wird. Allerdings schmeckt Letzterer besser, weshalb er auch ein beliebter Bestandteil vieler Husten- und Magen-Darm-Teemischungen ist.

➤ In der Küche wird Anis vor allem als Gewürz in Backwaren und Gemüsen eingesetzt. Als Zutat im Anisschnaps (Pernod oder Ouzo) zeigt er immer noch seine verdauungsfördernde Wirkung.

ANWENDUNGSFORM UND DOSIERUNG: Anisfrüchte können als Tee oder ätherisches Öl eingenommen werden, wobei man das Öl nicht unverdünnt anwenden darf. Die Tagesdosis beträgt 3 g (Früchte) bzw. 0,3 g (Öl).

Nebenwirkungen: Sehr selten können allergische Reaktionen der Schleimhäute oder der Atemwege auftreten. Gegenanzeigen sind nicht bekannt.

ANISTEE FÜR HUSTEN UND VERDAUUNG

1 gehäuften Teelöffel Anisfrüchte im Mörser zerdrücken, mit 1 Tasse kochendem Wasser übergießen, zugedeckt 10 Minuten ziehen lassen und abseihen. Bei Husten 2- bis 5-mal täglich 1 Tasse mit Honig gesüßt trinken. Bei Verdauungsschwäche trinkt man den Tee ungesüßt.

Arnika

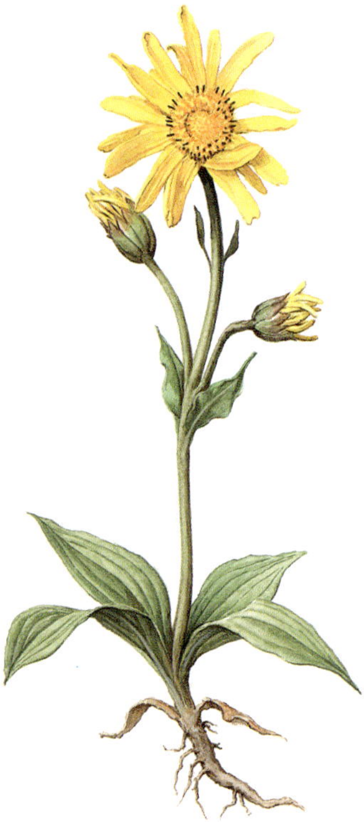

Namentlich tauchte die Arnika erst im 15. Jahrhundert auf, und zwar als Abtreibungsmittel in volkssprachigen Schriften. In den ersten gedruckten Herbarien sucht man die Pflanze jedoch vergebens. Dass sich einzig der Leibarzt von Kaiser Maximilian II., Pietro Andrea Matthioli, in seinem damals sehr berühmten Kräuterbuch (1554 in Prag entstanden) der Arnika widmete, ist nur auf einen Irrtum zurückzuführen: Er bezog nämlich fälschlicherweise die Ausführungen, die er in antiken Schriften zum Wasserwegerich fand, auf die Arnika. So erklärt sich auch, warum die traditionellen Anwendungsgebiete des Wasserwegerichs (Vergiftungen, Magen-Darm-Beschwerden, Durchfall) noch weit bis ins 20. Jahrhundert als typisch für die Arnika galten.

HERKUNFT UND ANBAU: Die zur Familie der Korbblütler (Asteraceen) zählende Arnika war in den Mittelgebirgen Europas einst weit verbreitet. Da sie, wie noch Goethe berichtete, in riesigen Mengen für die Apotheken gesammelt wurde und auszusterben drohte, wurde sie unter Naturschutz gestellt. Obwohl man *Arnica montana* inzwischen züchten kann, stammt ein Teil der Blüten immer noch aus Importen von Wildvorkommen in Spanien und einigen Balkanländern.

INHALTSSTOFFE: Die in der Heilkunde vorwiegend verwendeten Blüten der Arnika besitzen ein sehr komplexes Gemisch von Inhaltsstoffen, das je nach Herkunft stark variiert. Vor allem sind es Bitterstoffe (Sesquiterpenlactone), Flavonoide und ätherisches Öl. Entsprechend groß ist das Wirkungsspektrum: Arnikablüten wirken keim- und entzündungshemmend, antirheumatisch und gegen Nervenschmerzen (antineuralgisch).

ANWENDUNGSGEBIETE: Wissenschaftlich anerkannt ist die äußerliche Anwendung von Arnikablüten bei der Behandlung von Verletzungs- und Unfallfolgen wie Blutergüssen, Zerrungen, Prellungen, Quetschungen und Verstauchungen. Darüber hinaus werden sie bei schlecht heilenden Wunden, Frakturödemen, chronisch venöser Insuffizienz, rheumatischen Muskel- und Gelenkbeschwerden sowie bei Schleimhautentzündungen im Mund- und Rachenraum und zur Behandlung von Insektenstichen eingesetzt.

ANWENDUNGSFORM UND DOSIERUNG: Auszüge aus Arnikablüten werden meist zu Salben verarbeitet und äußerlich angewendet. Umschläge mit verdünnter Arnika-Tinktur oder einem Aufguss wirken lindernd bei Rheumaschmerzen und stumpfen Verletzungen. Bei Entzündungen im Mund- und Rachenraum verwendet man die 10fach verdünnte Tinktur als Gurgellösung.
➤ Die innerliche Anwendung, etwa als Tee bei Herzleiden, wird heute abgelehnt, da Arnika giftig wirkende Stoffe enthält.
Gegenanzeigen: Bei einer Allergie gegen Korbblütler dürfen Rezepturen mit Arnika nicht angewendet werden.
Nebenwirkungen: Bei längerer Anwendung auf verletzter Haut kommt es häufig zu Bläschenbildung und es können Ekzeme auftreten.

ARNIKA-UMSCHLAG ZUR SCHMERZLINDERUNG

Bei stumpfen Verletzungen wie Prellungen, Quetschungen und Verstauchungen 4 Teelöffel Arnikablüten mit 1 Tasse kochendem Wasser übergießen, 10 Minuten ziehen lassen und abseihen. Ein Leinentuch mit dem abgekühlten Sud tränken, leicht auswringen, auf die schmerzende Stelle legen und mindestens 2 Stunden einwirken lassen.

Artischocke

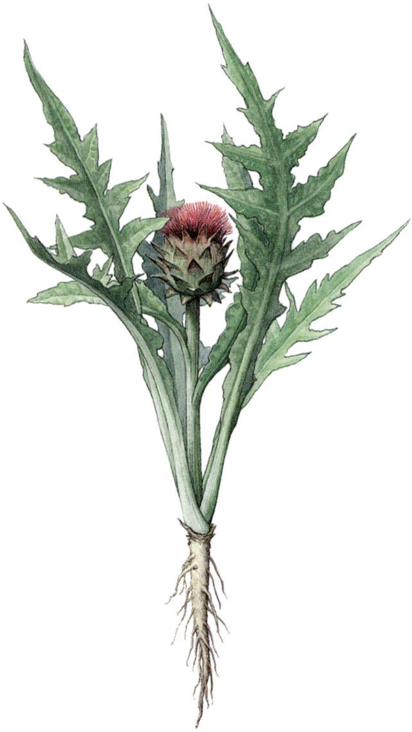

Die Artischocke zählt heute zweifellos zu den wichtigsten Arzneipflanzen der modernen Klosterheilkunde. Wechselvoll und schwer zu erforschen ist jedoch ihre Geschichte. Zwar führt das überaus bedeutende Arzneibuch aus der Zeit Karls des Großen, das ›Lorscher Arzneibuch‹, die Artischocke noch auf, doch scheint die Pflanze dann für längere Zeit aus dem mitteleuropäischen Arzneipflanzenschatz verschwunden zu sein – wahrscheinlich weil der Anbau der wärmeliebenden Pflanze in den kühleren Regionen nördlich der Alpen nicht gelang. Über Portugal und Spanien gelangte sie dann ein zweites Mal nach Mitteleuropa und wurde seit dem 15. Jahrhundert in Adelskreisen als Delikatesse sehr geschätzt. Zu neuen medizinischen Ehren kam die Artischocke erst wieder in den letzten Jahrzehnten, als man ihre Heilwirkung bei Magen-Darm-Beschwerden entdeckte.

HERKUNFT UND ANBAU: Die Artischocke gehört zur Familie der Korbblütler (Asteraceen). Sie ist eine distelähnliche Pflanze, die ursprünglich im nördlichen Afrika beheimatet war und erst spät nach Europa kam. Heute wird sie vor allem im Mittelmeerraum angebaut, da sie am besten auf fruchtbarem Lehmboden in mildem Klima gedeiht.

INHALTSSTOFFE: Die in der Heilkunde verwendeten Artischockenblätter enthalten zahlreiche Flavonoide und Bitterstoffe. Diese Stoffe regen den Gallenfluss an und führen so zu einer besseren Fettverdauung. Der Bitterstoff Cynarin soll zudem eine leberschützende Wirkung haben.

ANWENDUNGSGEBIETE: Wissenschaftlich anerkannt ist die Anwendung von Artischockenblättern bei Appetitlosigkeit und Magen-Darm-Beschwerden wie Übelkeit, Völlegefühl und Blähungen – insbesondere, wenn diese durch eine Störung von Leber und Galle verursacht werden. Der Extrakt der Artischockenblätter wirkt darüber hinaus vorbeugend gegen immer wieder auftretende Gallensteine.

➤ Positive Studienergebnisse liegen außerdem für arteriosklerotische Krankheitsbilder im frühen Stadium vor, die durch zu hohe Fett- und Cholesterinwerte bedingt sind. Mithilfe von Artischockenblättern kann der Cholesterinspiegel durchschnittlich um beachtliche 15 Prozent gesenkt werden.

ANWENDUNGSFORM UND DOSIERUNG: Die Einnahme von Fertigpräparaten ist vorzuziehen, um die richtige Dosierung der Flavonoide und anderer Inhaltsstoffe zu gewährleisten. Artischockenblätter sind in Form von Trockenextrakt Bestandteil zahlreicher Fertigpräparate aus der Gruppe der Leber- und Gallenmittel. Im Handel kann man sie in Form von Kapseln, Dragees, Frischpflanzenpresssaft oder alkoholischen Extrakten kaufen. Die mittlere Tagesdosis beträgt 6 g, das entspricht etwa 900 mg Trockenextrakt.

➤ Auch wenn die Einnahme von Fertigpräparaten im Vordergrund steht, kann bei leichten Verdauungsbeschwerden auch ein Teeaufguss helfen.

Gegenanzeigen: Bei Allergien gegen Korbblütler und Artischocken oder bei einem Verschluss der Gallenwege darf die Pflanze nicht angewendet werden. Nebenwirkungen sind nicht bekannt.

ARTISCHOCKENTEE ZUR VERDAUUNGSANREGUNG

1 Teelöffel Artischockenblätter mit 1 Tasse heißem Wasser übergießen, 10 Minuten ziehen lassen und dann abseihen. Bei Appetitlosigkeit, Magen-Darm-Beschwerden sowie Leber- und Gallenstörungen (z. B. Gallensteinen) jeweils 1 Tasse unmittelbar vor den Mahlzeiten trinken.

Baldrian

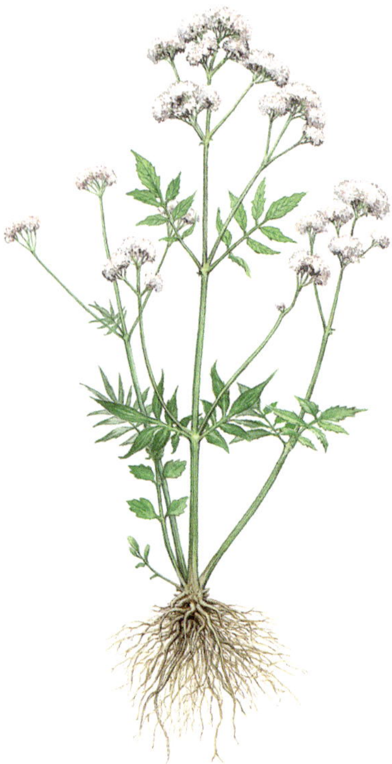

Der Baldrian war bereits bei den berühmten Ärzten der Antike eine geschätzte Arzneipflanze: Sowohl Dioskurides als auch Plinius lobten ihn wegen seiner nachhaltigen Heilkraft. Im Mittelalter war Baldrian beinahe ein Allheilmittel, denn er hatte damals ein wesentlich breiteres Anwendungsspektrum als heute. So wird er in den verschiedensten Quellen als probates Mittel gegen Gelbsucht, Asthma, Husten, Blähungen, Menstruations- und Verdauungsbeschwerden, Kopfweh, Würmer und schlecht heilende Wunden genannt. Wegen seines intensiven Geruchs wurde er auch gegen die Pest eingesetzt. Die heute erwiesene beruhigende Wirkung des Baldrians galt lange Zeit als eine Entdeckung des 18. Jahrhunderts – doch auch sie war bereits im Mittelalter bekannt.

HERKUNFT UND ANBAU: Der Baldrian gehört zur Familie der Baldriangewächse (Valerianaceen) und ist in Europa und Asien heimisch. Im nordöstlichen Amerika wurde die Pflanze eingebürgert. Der Arzneimittelanbau erfolgt in England, Belgien, Deutschland und Osteuropa. Die Blüten besitzen einen angenehmen Duft, während der Wurzelstock sehr streng riecht. Die Wurzel wird im zweiten Jahr geerntet, da sie dann eine Vielzahl wichtiger Inhaltsstoffe enthält.

INHALTSSTOFFE: Wichtigster Inhaltsstoff der in der Heilkunde verwendeten Baldrianwurzel ist das ätherische Öl, das als Hauptbestandteil Sesquiterpene enthält. Daneben besitzen die Wurzeln in relativ hoher Konzentration Valerensäure, die mit ihren Derivaten krampflösend und beruhigend wirkt.

ANWENDUNGSGEBIETE: Wissenschaftlich anerkannt ist die Anwendung von Baldrian bei Unruhezuständen und nervös bedingten Einschlafstörungen. Studien haben gezeigt, dass sich bei Einnahme von Baldrian die Einschlafzeit verkürzt, das nächtliche Aufwachen vermindert und die Schlafqualität insgesamt verbessert wird.

ANWENDUNGSFORM UND DOSIERUNG: Baldrianwurzel-Extrakte sind in zahlreichen Präparaten allein oder in Kombination mit anderen Stoffen enthalten. Gebräuchlich sind Tinkturen, Tees, Frischpflanzenpresssäfte und Dragees. Da Baldriantee unangenehm bitter schmeckt, sind Teemischungen mit anderen Heilpflanzen (z. B. Melisse oder Hopfen) empfehlenswert.

➤ Nicht nur wegen des bitteren Geschmacks, sondern auch zur Sicherung der richtigen Dosierung empfiehlt es sich, auf standardisierte Fertigpräparate (z. B. in Form von Kapseln) zurückzugreifen.

➤ Bei Schlafstörungen nimmt man 30 bis 40 Minuten vor dem Schlafengehen 250 bis 500 mg des Trockenextrakts als Kapsel oder 1 Teelöffel Tinktur ein. Sollte die niedrige Dosierung keine Wirkung zeigen, kann man ohne Bedenken bis zu 900 mg (2 Esslöffel Tinktur) täglich einnehmen.

Gegenanzeigen: Auf keinen Fall sollte man Baldrian mit verschreibungspflichtigen Schlaf- und Beruhigungsmitteln einnehmen. Eine Kombination mit anderen pflanzlichen Sedativa wie Melisse oder Hopfen erscheint dagegen sinnvoll. Nebenwirkungen sind nicht bekannt.

BALDRIANTEE ZUR BERUHIGUNG

2 Teelöffel zerkleinerte Baldrianwurzel mit 1 Tasse kaltem Wasser übergießen, mindestens 12 Stunden ziehen lassen, abseihen und leicht erwärmen. Bei chronischen Schlafstörungen sollte man mehrere Tassen über den Tag verteilt trinken, um eine spürbare Wirkung zu erreichen. Man wird am Tag trotzdem leistungsfähig bleiben.

Beinwell

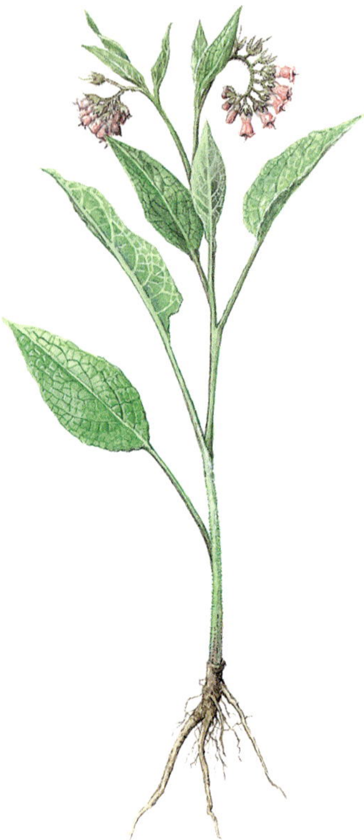

Der Beinwell wurde schon in der Antike zur Heilung von Knochenbrüchen verwendet. Die große Wertschätzung, die man der Heilpflanze damals entgegenbrachte, teilten viele Jahrhunderte später auch die Klosterärzte. Neben Entzündungen und Geschwüren setzten sie Beinwell vor allem zur Behandlung von Wunden und Knochenbrüchen ein. Nicht umsonst weist bereits der Name der Pflanze auf ihre Wirkung hin: Der norddeutsch-englische Begriff »well« ist hier wörtlichlich gemeint – es geht um das Wohl der Beine. Während heute von innerlichen Anwendungen des Beinwells dringend abgeraten wird, galten sie damals bei Durchfall oder Bronchitis durchaus als probates Mittel. Allerdings warnte bereits Hildegard von Bingen, Äbtissin vom Rupertsberg und Verfasserin wichtiger klosterheilkundlicher Schriften, dass die innerliche Anwendung der Pflanze die gesamte Ordnung der Körpersäfte durcheinander bringe.

HERKUNFT UND ANBAU: Der zur Familie der Raublattgewächse (Boriganaceen) zählende Beinwell ist in Europa heimisch. Er ist in allen gemäßigten Zonen der Erde verbreitet, unter anderem auch in Westasien, Nordamerika und Australien. Für den arzneilichen Gebrauch wird die Pflanze aus Kulturen in Bulgarien, Polen, Rumänien und Ungarn importiert.

INHALTSSTOFFE: In der Heilkunde werden das Kraut und die Wurzel des Beinwells verwendet, die bis zu 1,5 Prozent Allantoin, 30 bis 50 Prozent Schleim- und 2 bis 6 Prozent Gerbstoffe enthalten. Die Wurzel besitzt außerdem geringe Mengen an Rosmarinsäure.0 Wie die Gesamtheit der Inhaltsstoffe aus der Wurzel wirken, ist noch nicht geklärt. Allantoin regt die Durchblutung an und beschleunigt die Zellregeneration. Auch Cholin fördert die Durchblutung. So bilden sich Blutergüsse (Hämatome) rascher zurück und verletztes Gewebe heilt schneller.

ANWENDUNGSGEBIETE: Wissenschaftlich anerkannt ist die äußerliche Anwendung von Beinwell bei stumpfen Verletzungen, also Quetschungen, Prellungen, Zerrungen und Verstauchungen, sowie bei Sehnen- und Muskelentzündungen. Gute Erfahrungen hat man mit Beinwell auch bei Muskelkater, Blut- und Reizergüssen gemacht.

ANWENDUNGSFORM UND DOSIERUNG: Beinwell kann äußerlich als Breiumschlag oder Salbe aufgetragen werden. Da die Salben geringe Mengen an lebertoxischen Pyrrolizidinalkaloiden enthalten, sollten Beinwellpräparate möglichst nicht auf offenen Verletzungen aufgetragen werden. Die Anwendungsdauer sollte auf 4 bis 6 Wochen beschränkt bleiben. Die tägliche Dosis darf nicht mehr als 100 mg dieser Alkaloiden enthalten.
Gegenanzeigen: Nicht anwenden bei Kindern sowie während der Schwangerschaft und Stillzeit. Nebenwirkungen sind nicht bekannt.

BEINWELLSALBE BEI STUMPFEN VERLETZUNGEN

Zur Herstellung einer Beinwellsalbe benötigt man 12 g zerkleinerte Beinwellwurzel und 100 g Eucerin.
Das Eucerin im Wasserbad leicht erwärmen, die Wurzelstücke dazugeben und danach aus dem Wasserbad nehmen. Mehrere Tage zugedeckt ziehen lassen. Die Mischung dann erneut im Wasserbad erwärmen, bis das Eucerin sich verflüssigt hat und die Wurzelstücke absinken. Die fertig gestellte Salbe durch einen feinen Filter in ein Vorratsgefäß gießen. Die Beinwellsalbe täglich 2- bis 3-mal dick auftragen. Sie ist höchstens 4 Wochen haltbar.

Birke

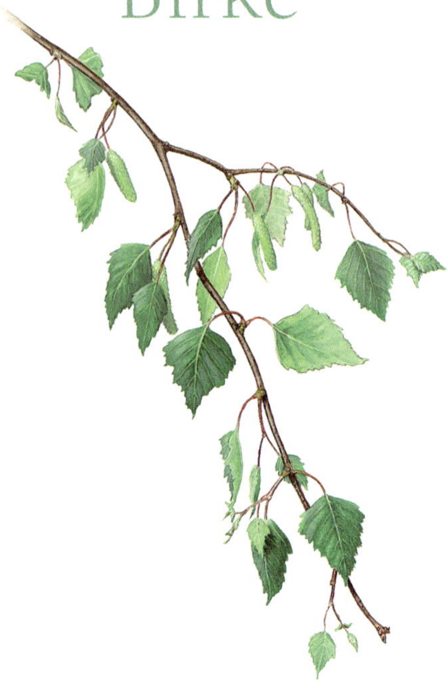

Da sie eher in nördlichen Breiten vorkommt, war die Birke den Griechen und Römern als Arzneipflanze noch nicht bekannt. Auch in den frühen Werken der Klostermedizin sucht man den Baum vergebens. Hildegard von Bingen scheint die Erste gewesen zu sein, die die Birke als Arzneimittel nennt. Im 13. und 14. Jahrhundert setzten sich dann auch weitere Herbarien und kräuterkundliche Schriften mit der Birke auseinander. Vor allem wurde der süße Saft, den man im Frühjahr aus der Rinde »zapfte«, als wirksames Mittel gegen Nierensteinbildung und Leberbeschwerden empfohlen. Er sollte auch bei Mundfäule und Hautkrankheiten Linderung bringen. Auch im Volksglauben war die Birke im späten Mittelalter fest verankert: Geradezu magische Kräfte wurden ihrem Holz nachgesagt. Demnach waren Hexenbesen angeblich immer aus Birkenreisig gebunden.

HERKUNFT UND ANBAU: Die zur Familie der Birkengewächse (Betulaceen) zählende Birke ist in den gemäßigten Zonen Europas und Asiens heimisch. Der bis zu 25 Meter hohe Baum kann in sehr feuchtem Gelände überleben, da er wegen seines hohen Harzgehalts überaus widerstandsfähig ist. Die frischen Blätter werden im Mai und Juni gesammelt und an einem luftigen und schattigen Ort getrocknet.

INHALTSSTOFFE: Die heute in der Heilkunde verwendeten Birkenblätter besitzen vor allem Flavonoide, aber auch Salicylsäure-Verbindungen, Vitamin C, Gerb- und Bitterstoffe sowie Harze. Ihre entwässernde Wirkung wird von der Forschung auf die Flavonoide zurückgeführt, wobei der relativ hohe Vitamin-C-Gehalt vermutlich unterstützend wirkt.

ANWENDUNGSGEBIETE: Wissenschaftlich anerkannt ist die Anwendung von Birkenblättern als nierenanregendes Mittel für eine Durchspülungstherapie vor allem bei bakteriellen und entzündlichen Erkrankungen der Harnwege, aber auch zur unterstützenden Behandlung rheumatischer Beschwerden.

➤ Die Erfahrungsheilkunde empfiehlt Birkentee bei Rheuma, Gicht, Wassersucht, Nierensteinen und Hautkrankheiten. Eine Tinktur aus den Knospen des Baumes wird innerlich bei Fieber und Magenbeschwerden sowie äußerlich als Wundheilmittel verwendet. Birkensaft kommt bei Frühjahrskuren zur Entwässerung, aber auch bei Magen- und Darmkoliken zum Einsatz.

ANWENDUNGSFORM UND DOSIERUNG: Birkenblätter sind wegen ihrer harntreibenden Wirkung ein fester Bestandteil in stoffwechselanregenden Teemischungen, die oft bei Rheuma, Gicht und Hautkrankheiten eingesetzt werden. Wegen der enthaltenen Gerbstoffe werden sie außerdem bei Magen-Darm-Beschwerden angewendet. Im Handel erhältlich sind Birkenblätter auch in Form von Frischpflanzenpresssaft, Tropfen, Kapseln und Dragees.

➤ Zur Durchspülungstherapie bei einem Harnwegsinfekt empfehlen sich Teezubereitungen aus Birkenblättern. Die Tagesdosis beträgt 6 bis 10 g.

➤ Bei der Anwendung von Birkenblättern sollte immer darauf geachtet werden, dass ausreichend Flüssigkeit zugeführt wird.

Gegenanzeigen: Eine Durchspülungstherapie sollte man auf keinen Fall bei Ödemen infolge von Herzschwäche oder Niereninsuffizienz vornehmen. Nebenwirkungen sind nicht bekannt.

BIRKENTEE ZUR DURCHSPÜLUNG

2 bis 3 Teelöffel Birkenblätter mit 1 Tasse kochendem Wasser übergießen, 10 Minuten ziehen lassen und abseihen. Bei Nierensteinleiden, Blasenentzündung und Reizblase täglich 3- bis 4-mal 1 Tasse trinken. Zur Unterstützung der Durchspülung zu jeder Tasse Tee 1 Glas Wasser trinken.

Bockshornklee

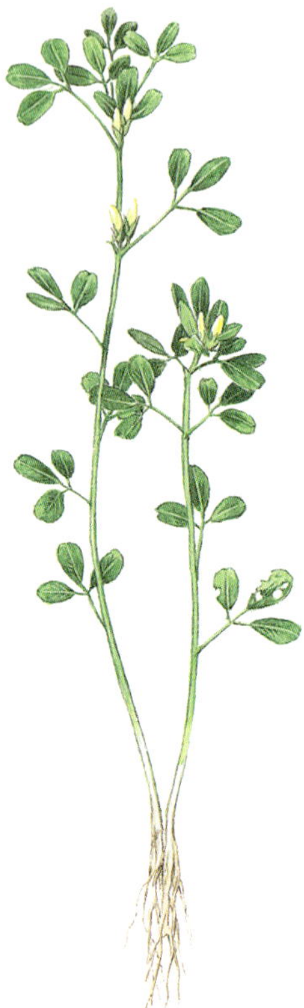

Schon im Altertum spielte der Bockshornklee in Ägypten und im Mittelmeerraum, aber auch in Indien und China als Arzneipflanze eine wichtige Rolle. Nachdem er im frühen Mittelalter auch nördlich der Alpen kultiviert wurde, fand er bald seinen festen Platz in den kräuterkundlichen Schriften der Klostermedizin. Eine außerordentliche Heilkraft wurde vor allem den Samen des Bockshornklees zugesprochen. Sie wurden im Mittelalter vielfältig gegen Fieber, Geschwüre, Brust- und Lebererkrankungen sowie als Abführ- und Hustenmittel eingesetzt. Ähnliche Anwendungsgebiete sprach auch Hildegard von Bingen dem Bockshornklee zu. Sie empfahl das in Wein gekochte Kraut und die Samen gegen Fieber und Appetitlosigkeit, während ein Sud aus den Bockshornkleesamen das Haar stärken sollte. Da die Pflanze sehr aromatisch riecht, wird Bockshornklee bis heute auch als Gewürz verwendet.

HERKUNFT UND ANBAU: Der Bockshornklee gehört zur Familie der Schmetterlingsblütler (Fabaceen) und wächst wild rund um das Mittelmeer bis nach Zentralasien. Charakteristisch für die einjährige Pflanze mit den kleeähnlichen Blättern sind die Fruchthülsen, die die Samen enthalten und in der Form den Hörnern eines Ziegenbocks ähneln. Zwar kann die Pflanze überall in unseren Breiten angebaut werden, doch wird sie nur noch selten kultiviert.

INHALTSSTOFFE: Die in der Heilkunde verwendeten Samen des Bockshornklees enthalten Schleimstoffe, Proteine, fette Öle, ätherisches Öl, Eisen, Saponine und Bitterstoffe. Sie wirken schmerzlindernd und zusammenziehend und regen außerdem den Stoffwechsel an.

ANWENDUNGSGEBIETE: Wissenschaftlich anerkannt ist die innerliche Anwendung von Bockshornsamen bei Appetitlosigkeit. Äußerlich angewendet, ist ihre Wirksamkeit bei lokalen Hautentzündungen wie Furunkeln oder Ekzemen erwiesen.

➤ In der Erfahrungsheilkunde werden die Samen des Bockshornklees bei Katarrhen der oberen Atemwege wie Husten und Bronchitis eingesetzt und während der Stillzeit zur Milchbildung empfohlen. Außerdem sagt man dem Bockshornklee auch eine blutzuckersenkende Wirkung nach.

➤ Wegen seines starken Geruchs und aromatischen Geschmacks findet Bockshornklee auch als magenstärkendes und anregendes Gewürz Verwendung. Er ist unter anderem in der Curry-Gewürzmischung enthalten.

ANWENDUNGSFORM UND DOSIERUNG: Der Tee aus Bockshornsamen gegen Appetitlosigkeit, Husten oder Bronchitis wird als Kaltwasserauszug aus 2 gehäuften Esslöffeln Bockshornsamen zubereitet, welche man 3 Stunden in 1/4 Liter kaltem Wasser ziehen lässt. Die Tagesdosis beträgt 6 g.

➤ Für äußerliche Anwendungen wird pulverisierter Bockshornsamen als Breiumschlag aufgelegt, der die lokale Durchblutung der betroffenen Hautpartie anregt und die Haut aufweicht.

Nebenwirkungen: Bei häufiger äußerlicher Anwendung kann es zu Hautreaktionen kommen. Gegenanzeigen sind nicht bekannt.

BOCKSHORN-UMSCHLAG ZUR HAUTDURCHBLUTUNG

Bei lokalen Hautentzündungen wie Ekzemen oder Furunkeln 100 g grob gemahlene Bockshornsamen mit einem Schuss Essig kurz aufkochen und zu einem Brei verrühren. Den Brei dick auf ein Leinentuch streichen und noch warm auf die betroffenen Hautpartien auflegen. Den Umschlag bis zu 1 Stunde einwirken lassen. Den Verband bis zu 4-mal täglich mit frisch angesetztem Brei erneuern.

Borretsch

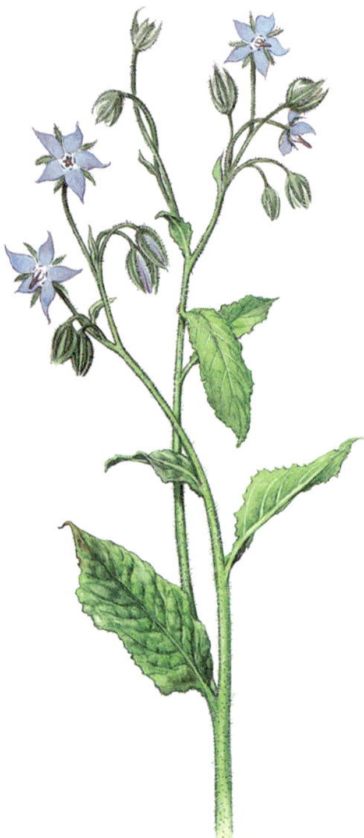

Als Arzneipflanze kam dem Borretsch erst im hohen Mittelalter eine gewisse Bedeutung zu. Vermutlich war Constantinus Africanus, Händler aus Nordafrika und später Benediktinermönch im Kloster auf dem Monte Cassino, der Erste, der sich im 11. Jahrhundert in seinem Kräuterbuch mit dem Borretsch als Heilpflanze befasste. Auch Hildegard von Bingen beurteilte den Borretsch als wichtiges Arzneimittel. Zu seinen Anwendungsgebieten zählte sie innere Geschwüre und eine »dämpfige Brust«, worunter ein asthmatisches Lungenleiden zu verstehen ist. Im 15. Jahrhundert wurde die Pflanze zudem bei Ohnmachts- und Schwindelanfällen empfohlen. So erklärt sich vermutlich auch, warum Wein, in den man Borretschblätter eingelegt hatte, noch in jüngerer Zeit als Stärkungsmittel getrunken wurde.

HERKUNFT UND ANBAU: Der Borretsch gehört zur Familie der Raublattgewächse (Boraginaceen). Die bis zu 70 Zentimeter hohe Pflanze mit ihren blauen bis blauvioletten Blüten wuchs ursprünglich wild in Zentralasien und im Mittelmeerraum. In nördliche Gefilde wurde sie über den Anbau als Gewürzkraut eingeführt. Heute wird sie für den arzneilichen Gebrauch aus den Ländern des ehemaligen Jugoslawien sowie aus Bulgarien, Rumänien und der Türkei importiert, wo sie in Kleinkulturen angebaut wird.

INHALTSSTOFFE: Als Arzneipflanze spielt der Borretsch heute eine verhältnismäßig geringe Rolle. Seine Blätter enthalten Gerbstoffe, Kieselsäure, Schleimstoffe und die als lebertoxisch und karzinogen geltenden Pyrrolizidinalalkaloide. Die Giftstoffe sind auch der Grund, warum heute nicht mehr das Kraut, sondern die Borretschsamen bzw. das aus ihm gewonnene Öl genutzt werden. Das Öl enthält neben anderen Stoffen die ungesättigte Gamma-Linolensäure, die die Bildung von entzündungshemmenden Stoffen im Körper unterstützt. Von der im Borretsch enthaltenen Kieselsäure vermutet man außerdem, dass sie das Wachstum von Haaren und Nägeln fördert und anregend auf den gesamten Stoffwechsel wirkt.

ANWENDUNGSGEBIETE: Für die erfolgreiche Anwendung von Borretschsamenöl bei Neurodermitis hat die Wissenschaft mittlerweile plausible Erklärungen gefunden. Bei vielen Patienten, die unter dieser Hautkrankheit leiden, wurde nämlich ein Enzymdefekt festgestellt, der dazu führt, dass sie keine Gamma-Linolensäure bilden können. Man nimmt an, dass dieser Mangel für die Entstehung von Neurodermitis mit verantwortlich ist. Da Borretschsamenöl gut 20 Prozent Gamma-Linolensäure enthält, kann der Enzymdefekt durch seine regelmäßige Einnahme als Nahrungsergänzungsmittel ausgeglichen werden.

ANWENDUNGSFORM UND DOSIERUNG: Das sehr leicht verderbliche Borretschsamenöl ist in Kapseln abgefüllt im Handel erhältlich; für jede Anwendung sollte es frisch aus einer Kapsel genommen werden. Die Tagesdosis beträgt mindestens 1 g Öl.
Gegenanzeigen und Nebenwirkungen sind nicht bekannt.

BORRETSCHSAMENÖL ZUR NAHRUNGSERGÄNZUNG

Das Samenöl des Borretschs muss, um einen Mangel an Gamma-Linolensäure auszugleichen, in ausreichender Dosierung eingenommen werden. Dies wird nur gewährleistet, wenn man auf Fertigpräparate aus der Drogerie oder Apotheke zurückgreift. Die Anwendung erfolgt gemäß Beipackzettel. Eine spürbare Besserung tritt bei regelmäßiger Einnahme frühestens nach 4 Wochen ein.

Brennnessel

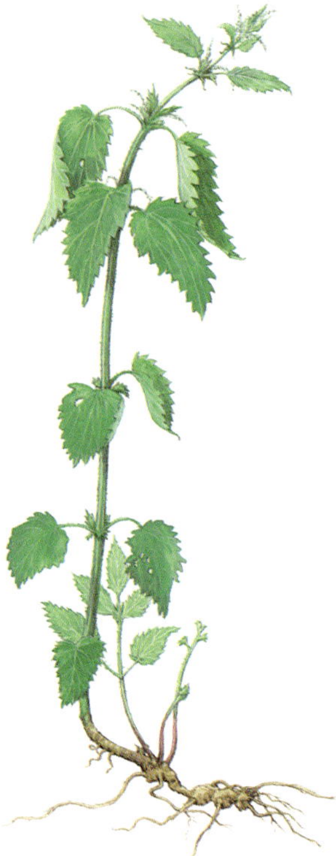

Die häufig als lästiges Unkraut verunglimpfte Brennnessel ist eine Heilpflanze mit langer Tradition. Bereits in der Antike wurde sie wegen ihrer erweichenden Wirkung gelobt und zur Behandlung von Drüsenschwellungen, Lungenentzündung, Geschwüren und Furunkeln empfohlen. Im Laufe des Mittelalters übernahmen die Kräuterbuchautoren nicht nur das Wissen der antiken Mediziner – sie ergänzten auch immer wieder die Palette der Anwendungsgebiete. So wurden rheumatische Erkrankungen, Ischias und Hexenschuss behandelt, indem man die Haut mit frischen Brennnesseln abrieb. Auch die stoffwechselanregenden und entschlackenden Wirkungen der Brennnessel waren bekannt. Nach der so genannten Signaturenlehre, wonach Pflanzen bei im Aussehen ähnlichen Beschwerden hilfreich sein sollten, wurde die Brennnessel wegen ihrer feinen Härchen auch als Haarwuchsmittel verwendet.

HERKUNFT UND ANBAU: Die Große und Kleine Brennnessel gehören zur Familie der Nesselgewächse (Urticaceen). Obwohl beide Arten sich in ihren Inhaltsstoffen kaum unterscheiden, wird in der Pflanzenheilkunde meist die mildere Große Brennnessel verwendet. Für den Arzneimittelgebrauch stammt die Pflanze vorwiegend aus Wildvorkommen in Mittel- und Osteuropa.

INHALTSSTOFFE: Die in der Heilkunde verwendeten Blätter, das Kraut und vor allem die Wurzel enthalten Kaffeoylchinasäuren (darunter die seltene Kaffeoyläpfelsäure), ungesättigte Fettsäuren, Kieselsäure und Mineralsalze wie Kalium und Calcium, die eine entwässernde (diuretische) und entzündungshemmende Wirkung haben.

ANWENDUNGSGEBIETE: Wissenschaftlich anerkannt ist die innerliche Anwendung von Brennnesselkraut und -blättern bei Harnwegsinfekten und Nierengrieß. Innerlich und äußerlich angewendet, kann man mit Brennnesseln rheumatische Beschwerden lindern.

➤ Die Brennnesselwurzel wird erst seit kurzem untersucht. Die innerliche Anwendung der Wurzel ist bei Prostatabeschwerden wissenschaftlich anerkannt. Ihre Einnahme führt zu einer Verbesserung des Harnflusses, sodass die Restharnmenge verringert wird.

➤ In der Erfahrungsheilkunde wird Brennnesselkraut wegen seiner entwässernden, stoffwechselanregenden und allgemein entgiftenden Wirkungen auch für Frühjahrs- und Fastenkuren empfohlen.

ANWENDUNGSFORM UND DOSIERUNG: Brennnesselblätter sind ein beliebter Bestandteil von Teemischungen. Zur Durchspülungstherapie kann man auch allein aus den Blättern oder der Wurzel einen Tee zubereiten. Die maximale Tagesdosis beträgt 12 g (Blätter) bzw. 6 g (Wurzel).

➤ Brennnesselblätter sind auch als Frischpflanzenpresssaft und in Form von Fertigpräparaten als Tropfen und Kapseln erhältlich. Als entgiftende Frühjahrskur eignet sich Brennnesselsaft hervorragend zur Stimulierung des gesamten Stoffwechsels.

Nebenwirkungen: Bei einer häufigen Anwendung von Brennnesselwurzel kann es zu leichten Magen-Darm-Beschwerden kommen.

Gegenanzeigen sind nicht bekannt.

BRENNNESSELTEE ZUR DURCHSPÜLUNG

Bei Nierensteinleiden und Blasenentzündung 1 bis 2 Teelöffel Brennnesselblätter mit 1 Tasse kochendem Wasser übergießen, 10 Minuten ziehen lassen und abseihen. Über den Tag verteilt 3 Tassen trinken. Zur Unterstützung der Durchspülung zu jeder Tasse Tee 1 Glas Wasser trinken.

Dill

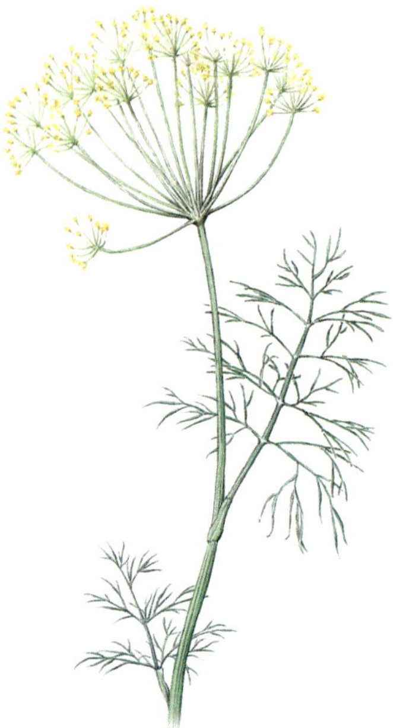

Der Dill hat nicht nur als Gewürzkraut, sondern auch als Heilpflanze eine lange Geschichte. So wurde er etwa im alten Ägypten gegen Kopfschmerzen eingesetzt. Der griechische Arzt Dioskurides nahm bereits an, dass Dill die Nierentätigkeit steigere, bei Erbrechen und Hämorrhoiden helfe und die Zeugungskraft unterdrücke. Vor allem aber lobte er die Pflanze als vorzügliches Mittel bei Bauch- und Kopfschmerzen. Auch die mittelalterliche Klostermedizin bescheinigte dem Dill ein überaus breites Spektrum an Heilanzeigen, zu dem die heute noch aktuellen Verdauungs- und Magenbeschwerden ebenso zählten wie Husten und Lungenleiden. Im Volksglauben stand der Dill – wie andere stark duftende Pflanzen auch – lange Zeit in dem Ruf, bösen Zauber und Dämonen abzuwehren.

HERKUNFT UND ANBAU: Der zur Familie der Doldenblütler (Apiaceen) zählende Dill ist in Russland, im Mittelmeerraum und im westlichen Asien heimisch. Für den arzneilichen Gebrauch wird die Pflanze in einigen osteuropäischen Ländern, in China und in Skandinavien angebaut.

INHALTSSTOFFE: Die in der Heilkunde verwendeten Dillfrüchte enthalten fettes und ätherisches Öl und besitzen eine krampflösende und keimhemmende Wirkung. Mit drei unterschiedlichen Carotinoiden, 7 Prozent Mineralstoffen und etwa 5 Prozent Kalium sowie Calcium und Schwefel hält der Dill einen Spitzenwert an mineralischen Inhaltsstoffen. Das stark duftende ätherische Öl verleiht den Blättern und Samen des Dills das charakteristische Aroma und den leicht süßlichen Geschmack.

ANWENDUNGSGEBIETE: Wissenschaftlich anerkannt ist die Anwendung von Dillfrüchten bei Verdauungsbeschwerden (z. B. Reizmagen, Blähungen). Erwiesen ist auch die Wirkung des ätherischen Öls bei der Linderung von Darmkrämpfen, Bauchschmerzen sowie Koliken.

➤ Dillfrüchte werden heute nur noch selten eingesetzt, da ihr Verwandter, der Kümmel, stärker wirksam ist. Für diejenigen, die Kümmel jedoch nicht mögen, kann Dill bei Verdauungsbeschwerden wie Blähungen aber nach wie vor das Mittel erster Wahl sein.

➤ Die Erfahrungsheilkunde empfiehlt das Dillkraut für einen Tee, der bei stillenden Müttern die Milchbildung anregen soll. Das Kraut und die Früchte kommen außerdem als Mittel bei Schlaflosigkeit zum Einsatz. In Osteuropa wird Dill auch zur Beruhigung des Magens und bei Bluthochdruck und Herzbeklemmung empfohlen. Der Saft von frischen Dillpflanzen soll zudem bei Hämorrhoiden helfen.

ANWENDUNGSFORM UND DOSIERUNG: Dillfrüchte werden innerlich als Tee oder ätherisches Öl angewendet. Die Tagesdosis beträgt 3 g (Früchte) bzw. 0,3 g (Öl). Gegen Verdauungsbeschwerden wird Dill auch gern mit anderen Heilpflanzen (z. B. Kümmel und Kamille) kombiniert.

➤ Seit langer Zeit verwendet die Erfahrungsheilkunde Dillfrüchte, halb in Wein, halb in Wasser gekocht, als Mittel zur Behandlung von Bauchschmerzen und Blähungen.

Gegenanzeigen und Nebenwirkungen sind nicht bekannt.

DILL-WEIN ZUR VERDAUUNGSANREGUNG

1 Teelöffel Dillfrüchte im Mörser zerdrücken und in einer Flüssigkeit aus 1 Tasse Wasser und 1 Tasse Weißwein aufkochen, 5 bis 10 Minuten ziehen lassen und abseihen. Bei Bauchschmerzen und Darmkrämpfen den Dill-Wein 3-mal täglich vor den Mahlzeiten trinken.

Eibisch

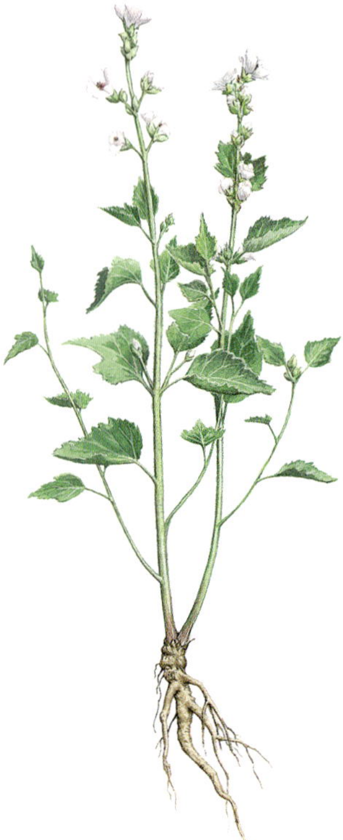

Während der Eibisch in der Antike fast als Allheilmittel galt, spielte er in dem ältesten Werk der Klosterheilkunde, dem ›Lorscher Arzneibuch‹, nur noch eine geringe Rolle. Im Laufe des Mittelalters erlebte er jedoch eine Renaissance: Sowohl bei der Behandlung von äußerlichen Verletzungen, Stichen, Bissen und Geschwülsten als auch bei Muskelverspannungen schätzte man seine Heilkraft. Auch die Beseitigung von Leberflecken zählte zu den damaligen Indikationen. Hildegard von Bingen schien die Heilpflanze ebenfalls gekannt zu haben, denn sie gehört noch heute zu den typischen Arten der das Kloster Rupertsberg umgebenden Flora. Aus den Klostergärten heraus erlangte der Eibisch schließlich eine weite Verbreitung in die Bauerngärten. Nicht umsonst wurde er zu einer der beliebtesten Heilpflanzen in der Volksmedizin.

HERKUNFT UND ANBAU: Der zur Familie der Malvengewächse (Malvaceen) zählende Eibisch war einst in ganz Europa bis nach Westasien beheimatet. Heute ist er in Westeuropa nur noch selten als Wildpflanze zu finden. Die Pflanze wird hauptsächlich aus dem Kulturanbau in Osteuropa eingeführt, zum Teil auch aus Frankreich, Italien und Belgien. Die wild lebenden Populationen sind geschützt und dürfen nicht gesammelt werden.

INHALTSSTOFFE: Als wichtigste Inhaltsstoffe enthalten die in der Heilkunde verwendeten Eibischblüten, -blätter und -wurzeln Schleimstoffe. Sie sind für die reizlindernde und schleimhautschützende Wirkung der Malven verantwortlich. Außerdem dämpfen sie den Hustenreiz und können das Abhusten erleichtern. Darüber hinaus enthalten Malven Zucker, Pektin und zahlreiche Mineralstoffe.

ANWENDUNGSGEBIETE: Wissenschaftlich anerkannt ist die Anwendung von Eibisch bei Schleimhautreizungen im Mund- und Rachenraum sowie bei trockenem Reizhusten. Auch die Anwendung bei leichter Magenschleimhautentzündung ist mittlerweile von der Forschung bestätigt worden.

➤ In der Erfahrungsheilkunde wird Eibischwurzel mitunter auch als Auflage bei Entzündungen oder Verbrennungen der Haut bzw. Verbrühungen empfohlen. Auch zur Nachbehandlung von Insektenstichen wird Eibisch eingesetzt, allerdings verwendet man dafür die frischen, angequetschten Blätter.

ANWENDUNGSFORM UND DOSIERUNG: Eibischtee wirkt innerlich lindernd bei Husten und Magen-Darm-Störungen, äußerlich kann er als Lösung zum Gurgeln und Spülen eingesetzt werden. Bei der Teezubereitung müssen Blätter, Blüten oder Wurzeln unbedingt zunächst in kaltem Wasser angesetzt werden, da die Schleimstoffe bei starker Wärmezufuhr zerstört würden. Die Tagesdosis der Blätter und Blüten beträgt 5 g, die der Wurzel 6 g.

➤ Die Schleimstoffe des Eibischs können nur dann einen Schutzfilm auf den Schleimhäuten bilden, wenn man genügend oft kleine Mengen zuführt und möglichst lange im Mund behält.

➤ Bei Schleimhautreizungen im Mund- und Rachenraum kann man auch Eibischsirup einnehmen. Hier beträgt die Einzeldosis 10 g.

Wechselwirkungen: Die Aufnahme anderer Arzneimittel kann durch den auf den Schleimhäuten gebildeten Schutzfilm verzögert werden.
Gegenanzeigen und Nebenwirkungen sind nicht bekannt.

EIBISCHTEE ZUR HUSTENLINDERUNG

1 Teelöffel zerkleinerte Eibischwurzel in 1 Tasse kaltes Wasser geben, 1 bis 2 Stunden unter gelegentlichem Umrühren ziehen lassen, abseihen und leicht erwärmen. Bei trockenem Husten 3- bis 4-mal täglich 1 Tasse langsam und schluckweise trinken.

Eiche

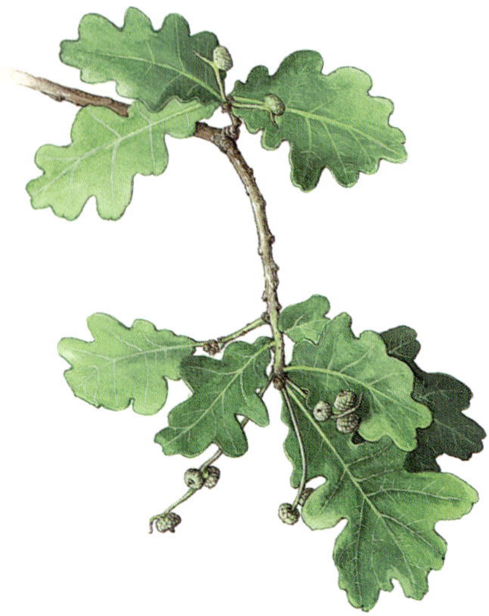

Welch hohes Ansehen die Eiche als Heilpflanze bei den meisten Kräuterkundigen vergangener Zeiten genoss, spiegelt ihre kultische Verehrung wider, denn sie galt seit der Antike als »Königin der Bäume«. Eine wichtige Rolle spielte in diesem Zusammenhang wohl die Tatsache, dass Eichenholz Fäulnis und Ungeziefer sehr lange standhält. Einzig Hildegard von Bingen äußerte sich kritisch über die Pflanze, von der weder das Holz noch die Frucht als Heilmittel zu gebrauchen seien. Im 15. Jahrhundert rühmte man geradezu die medizinische Wirkung der Eichenfrüchte und setzte sie gegen Erbrechen, Durchfall, starke Monatsblutung und Nasenbluten ein. Außerdem wird berichtet, dass mit einem Mittel aus Eicheln Haare schwarz gefärbt werden könnten. Die großen mittelalterlichen Kräuterbücher lieferten eine breite Palette von weiteren Anwendungen für die verschiedenen Pflanzenteile der Eiche, die von Zahnfleischentzündung über Hämorrhoiden bis zu Ausschlägen und offenen Wunden reichten.

HERKUNFT UND ANBAU: Die Eiche mit ihren verschiedenen Arten gehört zu den Buchengewächsen (Fagaceen). Der bis zu 40 Meter hohe Baum ist in ganz Europa heimisch und vor allem in Mischwäldern zu finden. Für die Verwendung als Arzneipflanze nutzt man heute Wildsammlungen in Deutschland sowie Ost- und Südosteuropa. Jeweils im Frühjahr wird dazu die Rinde von jüngeren Zweigen geschält, die noch keine Borke besitzen und auf denen sich vor allem keine Flechten angesiedelt haben.

INHALTSSTOFFE: Die in der Heilkunde verwendete Eichenrinde enthält in großen Mengen Gerbstoffe, die zusammenziehend, entzündungs- und virenhemmend wirken. Darüber hinaus wirken sie stopfend bei Durchfall.

ANWENDUNGSGEBIETE: Wissenschaftlich anerkannt ist die innerliche Anwendung von Eichenrinde bei Durchfall sowie die äußerliche Anwendung bei entzündlichen Hauterkrankungen, leichten Entzündungen im Mund- und Rachenraum sowie im Genital- und Analbereich. Darüber hinaus hat sich ihre Anwendung bei Frostbeulen bewährt.

ANWENDUNGSFORM UND DOSIERUNG: Eichenrinde wird innerlich als Tee und äußerlich in Form von Gurgellösungen, Umschlägen, Sitz- und Vollbädern angewendet. Auch zur Bepinselung des Rachenraums wird der Eichenrindentee eingesetzt. Bei Teezubereitungen beträgt die Tagesdosis 3 g. Für Gurgellösungen nimmt man 20 g Eichenrinde auf 1 Liter Wasser, für Bäder 5 g pro Liter Badewasser. Nicht dauerhaft anwenden, da Eichenrinde austrocknend auf die Haut wirkt.
Gegenanzeigen: Äußerlich nicht bei großflächigen Verletzungen und Ekzemen anwenden.
Wechselwirkungen: Bei innerlicher Anwendung kann die Aufnahme von Alkaloiden und anderen basischen Arzneistoffen verzögert oder verhindert werden. Nebenwirkungen sind nicht bekannt.

ENTZÜNDUNGSHEMMENDES EICHENRINDENBAD

2 Esslöffel zerkleinerte Eichenrinde mit 1 Liter Wasser übergießen, 30 Minuten kochen lassen, abseihen und abkühlen lassen. Die von Ekzemen und Neurodermitis betroffenen Hautstellen 15 Minuten darin baden.

Vorsicht: Das Bad sollte man nicht länger als 2 Wochen hintereinander anwenden, da dabei auch für die Leber giftige Stoffe über die Haut aufgenommen werden. Das ist vor allem bei größeren Wundflächen der Fall.

Fenchel

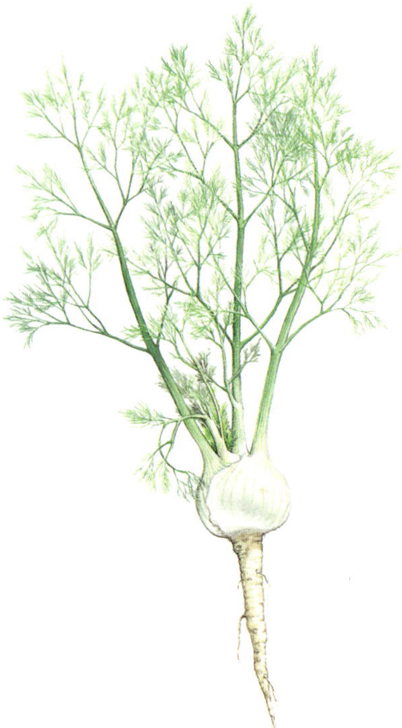

Hildegard von Bingen kürte den Fenchel, der seit dem Altertum medizinisch genutzt und mit der Klosterkultur aus dem Mittelmeerraum über die Alpen gebracht wurde, zu einer ihrer Lieblingspflanzen: Er mache den Menschen fröhlich, vermittle angenehme Wärme, fördere die Verdauung, unterdrücke üblen Mundgeruch und bringe auch die Augen zu klarem Sehen. Mit dieser Empfehlung folgt die Äbtissin einer langen Tradition: Bereits in der Antike hatte man nämlich beobachtet, dass Schlangen nach der Häutung viel Fenchel fraßen, und daraus geschlossen, dass die Tiere auf diese Weise ihre Augen schärften. Bis heute konnte der Fenchel seine Position als eine der zentralen Pflanzen der Klosterheilkunde behaupten, auch wenn bei weitem nicht mehr alle überlieferten Anwendungsgebiete Gültigkeit haben.

HERKUNFT UND ANBAU: Der Fenchel gehört zur Familie der Doldenblütler (Apiaceen) und zählt damit zahlreiche aromatische Arznei- und Gewürzpflanzen wie Dill, Anis oder Kümmel zu seinen Verwandten. Die im Mittelmeerraum heimische Pflanze wird heute weltweit in allen gemäßigten Zonen kultiviert. Für den arzneilichen Gebrauch wird sie aus südeuropäischen Ländern nach Deutschland eingeführt.

INHALTSSTOFFE: Die in der Heilkunde verwendeten Fenchelfrüchte, auch Samen genannt, enthalten ätherisches Öl, Flavonoide und Sterole, die krampflösend, entzündungshemmend und harntreibend wirken. Das Öl der Fenchelfrüchte, das zu 70 Prozent aus Anethol besteht, regt die Bewegung der Flimmerhärchen in den Atemwegen an, wirkt schleimlösend und unterstützt die Magen- und Darmtätigkeit. Zudem konnte eine keimtötende und entblähende Wirkung des ätherischen Öls nachgewiesen werden.

ANWENDUNGSGEBIETE: Wissenschaftlich anerkannt ist die Anwendung von Fenchelfrüchten bei Katarrhen der oberen Atemwege sowie bei allgemeinen Verdauungsbeschwerden wie Blähungen und Völlegefühl.

➤ In der Erfahrungsheilkunde werden Fenchelfrüchte außerdem eingesetzt, um bei stillenden Müttern die Milchbildung anzuregen. Auch die seit Jahrhunderten überlieferte Anwendung von Fenchel bei Sehstörungen ist noch heute in Gebrauch.

ANWENDUNGSFORM UND DOSIERUNG: Für die Atemwege empfiehlt sich die Einnahme von Fenchelhonig oder -sirup, man kann aber auch einen Tee aus den Früchten zubereiten. Die Tagesdosis beträgt 5 bis 7 g (Früchte) bzw. 10 bis 20 g (Honig und Sirup). Da Fencheltee und -honig keine Nebenwirkungen haben, werden sie gern in der Kinderheilkunde eingesetzt.

➤ In Salbe angerührt, wird verdünntes Fenchelöl gern bei Säuglingen, die unter Blähungen leiden, zur Massage der Nabelgegend eingesetzt.

Nebenwirkungen: Reines Fenchelöl sollte nicht in der Schwangerschaft und bei Säuglingen und Kleinkindern angewendet werden. In sehr seltenen Fällen konnten allergische Reaktionen der Haut oder der Atemwege beobachtet werden. Gegenanzeigen sind nicht bekannt.

FENCHELTEE ZUR HUSTENLINDERUNG

1 Teelöffel Fenchelfrüchte im Mörser zerdrücken, mit 1 Tasse kochendem Wasser übergießen, zugedeckt 10 Minuten ziehen lassen und dann abseihen. Bei Atemwegskatarrhen (z. B. Husten, Bronchitis) täglich 2 bis 5 Tassen trinken, nach Belieben mit Honig süßen.

Fichte

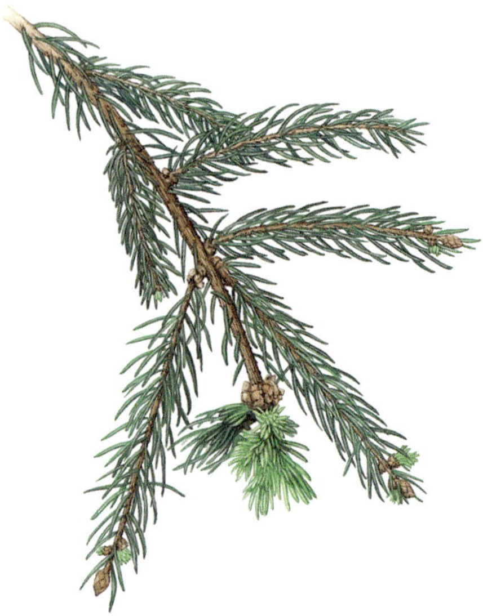

In der alten Medizin war das Harz verschiedener Nadelbäume ein wichtiges Mittel der Heilkunde, das insbesondere zur Behandlung von Wunden diente. Ansonsten spielten die Bäume in der Klosterheilkunde noch keine bedeutende Rolle. Erst im 14. Jahrhundert unterschied man die Heilwirkung der einzelnen Nadelbäume und erkannte auch das wichtigste aktuelle Anwendungsgebiet der Fichtennadeln, nämlich Erkrankungen der Atemwege. Fichtennadeln wurden lange Zeit auch als probates Mittel gegen Skorbut und die Schwindsucht (Tuberkulose) angesehen.

HERKUNFT UND ANBAU: Die immergrüne Fichte gehört zur Familie der Kieferngewächse (Pinaceen). Für den arzneilichen Gebrauch wird vor allem die Gemeine Fichte, die auch unter dem Namen Rottanne bekannt ist, genutzt. Der bis zu 50 Meter hoch wachsende Nadelbaum, dessen Stamm einen Durchmesser von mehr als 1,50 Metern erreichen kann, liebt gemäßigte, nicht zu heiße Regionen und wächst auf der gesamten Nordhalbkugel, von Nordskandinavien bis Südosteuropa. Die jungen, zarten Fichtennadeln werden im Frühjahr geerntet.

INHALTSSTOFFE: In der Heilkunde wird vor allem das ätherische Fichtennadelöl verwendet, das aus den Nadeln, Zweigspitzen oder Ästen durch Wasserdampf-Destillation gewonnen wird. Es hat einen schleimfördernden Effekt, regt die Durchblutung an und wirkt auch leicht entzündungshemmend. Die getrockneten Fichtennadeln, die meist rötlich braun bis orangerot gefärbt sind, werden außerdem für Extrakte verwendet. Deren Inhaltsstoffe und Wirkungen sind dieselben wie beim Fichtennadelöl.

ANWENDUNGSGEBIETE: Wissenschaftlich anerkannt ist die innerliche Anwendung von Fichtennadeln und Fichtennadelöl bei katarrhalischen Erkrankungen der Atemwege (z. B. Husten, Bronchitis) sowie die äußerliche Anwendung bei stumpfen Verletzungen, rheumatischen Beschwerden, Gicht und leichten Muskel- und Nervenschmerzen.

➤ Die Erfahrungsheilkunde setzt Fichtennadelöl äußerlich auch als kreislaufanregendes Mittel bei Durchblutungsstörungen und Erschöpfungszuständen sowie gegen Erkältungen ein.

ANWENDUNGSFORM UND DOSIERUNG: Zur innerlichen Anwendung bei Katarrhen empfiehlt sich eine Teezubereitung aus Fichtennadeln, die auch häufiger Bestandteil von Hustenmitteln ist. Die Tagesdosis beträgt 5 bis 6 g. Am gebräuchlichsten ist die Inhalation von Fichtennadelöl: Dazu werden einige Tropfen des Öls in eine Schüssel mit heißem Wasser gegeben und die aufsteigenden Dämpfe inhaliert.

➤ Bei äußerlicher Anwendung reibt man Brust und Rücken mit verdünntem Fichtennadelöl, alkoholischen Lösungen, Salben oder Gel ein.

Gegenanzeigen: Fichtennadelöl darf nicht bei Asthma bronchiale und Keuchhusten angewendet werden. Für Anwendungen mit Fichtennadeln sind keine Gegenanzeigen bekannt.

Nebenwirkungen: Bei sehr hoher Dosierung oder falscher Anwendung kann es durch Fichtennadelöl zu Reizungen der Haut und Schleimhäute kommen, Bronchospasmen können verstärkt werden.

DURCHBLUTUNGSFÖRDERNDES FICHTENNADELBAD

Fichtennadelöl empfiehlt sich auch für Bäder bei rheumatischen Beschwerden und Nervenschmerzen. Dabei verwendet man mindestens 2,5 ml Fichtennadelöl, das man ins 38 °C warme Badewasser gibt. Für eine optimale Wirkung sollte man etwa 20 Minuten baden.

Frauenmantel

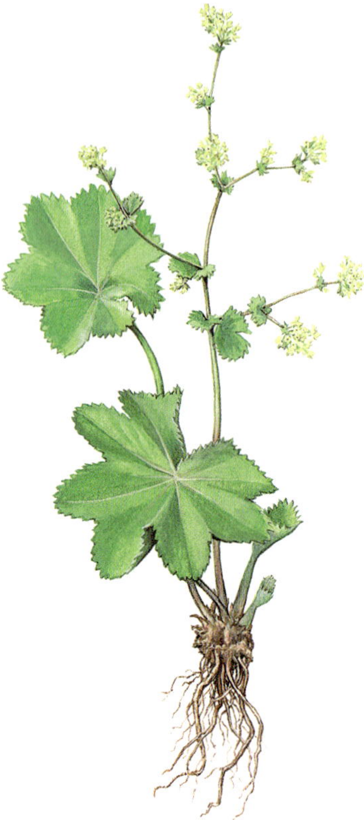

In der Antike wurde der Frauenmantel als Heilpflanze nicht genannt; erst aus dem frühen Mittelalter sind schriftliche Quellen überliefert. Hildegard von Bingen empfahl das Kraut noch gegen Kehlgeschwüre, doch wurde die Pflanze in späteren medizinischen Werken immer wieder als Mittel zur Behandlung von Wunden und Magen-Darm-Beschwerden genannt. Adam Lonitzer, namhafter Stadtarzt in Frankfurt am Main im 16. Jahrhundert, rühmte den Frauenmantel vor allem, weil er neben äußeren Wunden auch innere Verletzungen und Brüche sowie »Darmsucht«, also Verdauungsbeschwerden, heilen könne. Gemäß der Signaturenlehre wurde die Pflanze, deren Blätter an einen Frauenmantel erinnern, auch bei Frauenleiden eingesetzt. So galt Frauenmanteltee als hervorragendes Mittel zur Einleitung der Geburt.

HERKUNFT UND ANBAU: Der zur Familie der Rosengewächse (Rosaceen) zählende Frauenmantel kommt überall auf der nördlichen Erdhalbkugel vor. Er gedeiht in lichten Wäldern, in Gebüschen, auf Wiesen, an trockenen Gräben und an Wegrändern. Häufig bildet er flächige Bestände. Auffällig sind die silbernen Tröpfchen, die am Morgen auf den Blättern erscheinen und als »Himmelstau« bezeichnet werden. Dabei handelt es sich jedoch lediglich um Wasser, das von der Pflanze selbst aktiv ausgeschieden wird. Für den arzneilichen Gebrauch wird Frauenmantel in einigen Ländern Osteuropas angebaut. Die Blätter werden von Frühjahr bis Juli gesammelt und anschließend behutsam getrocknet.

INHALTSSTOFFE: Das in der Heilkunde verwendete Kraut des Frauenmantels enthält Gerb- und Bitterstoffe, Flavonoide und etwas ätherisches Öl. Für die Wirkung sind vor allem die Gerbstoffe wichtig, die einen leicht zusammenziehenden (adstringierenden) Effekt haben.

ANWENDUNGSGEBIETE: Wissenschaftlich anerkannt ist die Anwendung von Frauenmantel bei Durchfallerkrankungen.
➤ In der Erfahrungsheilkunde steht die Pflanze hoch im Kurs und wird bei einer Vielzahl an Beschwerden als hilfreich erachtet. Man verwendet sie innerlich bei Husten, Magen-Darm-Beschwerden und Frauenleiden. Äußerlich setzt man sie bei Schleimhautentzündungen im Mund- und Rachenraum, Fluor albus, Wunden und nässenden Ekzemen ein.

ANWENDUNGSFORM UND DOSIERUNG: Frauenmantelkraut wird meist als Tee angewendet, der als Kaltwasserauszug wie auch als Aufguss zubereitet werden kann. Das Kraut ist häufiger Bestandteil von Teemischungen, wobei es gern mit Melissen- und Himbeerblättern sowie Dill- und Fenchelfrüchten kombiniert wird. Es sind aber auch Fertigpräparate aus dem Extrakt erhältlich. Die Tagesdosis beträgt 5 bis 10 g.
➤ Frauenmanteltee nutzt man auch für äußerliche Anwendungen und setzt ihn etwa für Waschungen, Spülungen oder Teilbäder ein.
Gegenanzeigen und Nebenwirkungen sind nicht bekannt.

FRAUENMANTELTEE BEI FRAUENLEIDEN

Frauenmantelkraut gehört in den Reigen der Heilpflanzen, die sich zur Behandlung von Menstruationsbeschwerden anbieten. Dazu 2 Teelöffel Frauenmantelkraut mit 1/4 Liter heißem Wasser übergießen, 10 Minuten ziehen lassen und abseihen. Täglich 2 bis 3 Tassen trinken.

Galgant

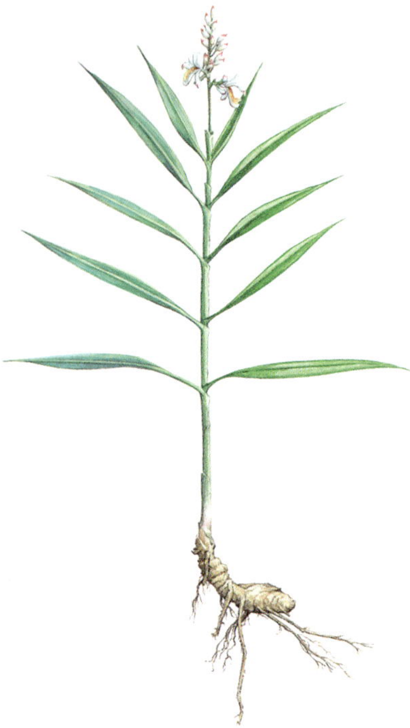

Der Galgant gelangte durch arabische Kaufleute und Ärzte nach Europa, wo er seit dem 9. Jahrhundert bekannt war. Zu der Verbreitung des Galgants als Heilmittel dürften die Schriften der arabischen Ärzte beigetragen haben. Hildegard von Bingen schätzte die Heilwirkung des Galgants bei Fieber, schwachem Herz und Schmerzen durch »üble Säfte« im Lungenbereich. Sie empfahl die Arzneipflanze darüber hinaus gegen »schädliche Säfte« in den Eingeweiden sowie Schleim in Nase und Rachen. Welch großer Beliebtheit sich die Pflanze erfreute, belegen auch Quellen mit ausführlichen Berichten von Fälschungen des Galgants, die in Umlauf waren, und sogar von Methoden, diesen Betrug aufzudecken. Da Galgant über Indien eingeführt werden musste und sehr teuer war, waren Fälschungen ein äußerst lukratives Geschäft.

HERKUNFT UND ANBAU: Der Galgantstrauch gehört zu den Ingwergewächsen (Zingiberaceen) und stammt wohl ursprünglich aus dem südostasiatischen Raum. In China wird er seit langer Zeit in Kulturen angebaut. Von dort gelangte er zum Anbau nach Indien und Thailand, weshalb er manchmal auch Thai-Ingwer genannt wird. Die Wurzel des etwa 1,50 Meter hohen Strauchs kriecht waagrecht unter der Erde und verzweigt sich sehr stark.

INHALTSSTOFFE: Der in der Heilkunde verwendete Wurzelstock des Galgants enthält ätherisches Öl mit Gingerolen, scharf schmeckende Stoffe wie Galangol, Flavonoide und Gerbstoffe. Diese Inhaltsstoffe wirken krampflösend, bakterien- und entzündungshemmend, und das würzige Aroma regt die Verdauung an. Damit hat der Galgant eine ähnliche Wirkung wie der mit ihm verwandte Ingwer, allerdings schmeckt Galgant etwas schärfer.

ANWENDUNGSGEBIETE: Wissenschaftlich anerkannt ist die Anwendung der Galgantwurzel bei Appetitlosigkeit, Verdauungsbeschwerden wie Blähungen und Völlegefühl und leichten krampfartigen Magen-Darm-Beschwerden.

➤ Die Erfahrungsheilkunde setzt den Galgant auch bei Magersucht, Menstruationsstörungen, Ohnmacht und Schwindelgefühl ein. Ähnlich wie der Ingwer wird er auch gegen Reisekrankheit empfohlen.

ANWENDUNGSFORM UND DOSIERUNG: Galgantwurzel wird vor allem als Tee, aber auch als Tinktur und Extrakt in Fertigpräparaten verwendet.
Bei der Teezubereitung ist die Kombination mit anderen Pflanzen sinnvoll, etwa mit Kalmuswurzelstock.

➤ Alternativ kann man 10 Tropfen Galgant-Tinktur in einer Verdünnung 1:10 (aus der Apotheke) 3-mal täglich in etwas angewärmtem Wasser jeweils vor den Mahlzeiten einnehmen. Die Tagesdosis beträgt sowohl für die Galgantwurzel als auch für die Tinktur jeweils 2 bis 3 g.

➤ Galgant findet sich häufig in Likören. Als Gewürz passt er zu Gemüse, Kartoffeln und Rindfleisch sowie zu Gerichten aus der asiatischen Küche.

Gegenanzeigen: Da Galgant die Sekretion der Magensäure anregt, sollte er nicht bei Magen- oder Zwölffingerdarmgeschwüren angewendet werden. Nebenwirkungen sind nicht bekannt.

GALGANTTEE ZUR VERDAUUNGSANREGUNG

1 Teelöffel gepulverten Galgantwurzelstock mit 1 Tasse kochendem Wasser übergießen, zugedeckt 5 Minuten ziehen lassen und abseihen.

Bei Magen-Darm-Beschwerden, denen keine organische Ursachen zugrunde liegen, jeweils 30 Minuten vor den Mahlzeiten 1 Tasse trinken.

Gewürznelkenbaum

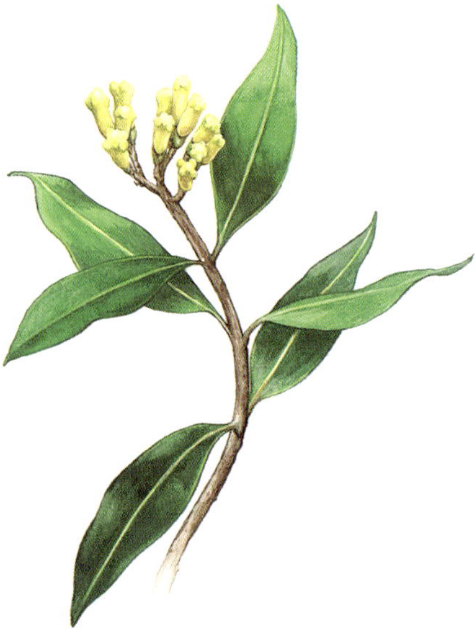

Die Gewürznelken, die arabische Händler im frühen Mittelalter nach Europa brachten, waren spätestens seit dem 13. Jahrhundert fester Bestandteil des klösterlichen Heilpflanzenschatzes. Aber schon im ›Lorscher Arzneibuch‹, dem Standardwerk der Klosterheilkunde aus der Zeit der Karolinger, spielte die Gewürznelke eine erstaunlich große Rolle. Sie wurde hier als probates Mittel bei Magen- und Darmproblemen, Nierensteinen und Menstruationsbeschwerden empfohlen. Wie einigen anderen stark duftenden Heilmitteln schrieb man der Gewürznelke im Mittelalter außerdem eine pestabwehrende Kraft zu. Sie galt wegen ihres angenehmen Geruchs auch bei Kopfschmerzen als hilfreich.

HERKUNFT UND ANBAU: Der Gewürznelkenbaum gehört zur Familie der Myrtengewächse (Myrtaceen). Der immergrüne Baum, der in allen Pflanzenteilen ätherisches Öl enthält, ist auf den südostasiatischen Inseln und Halbinseln sowie in Sri Lanka, Malaysia, Madagaskar und Indonesien heimisch. Außerdem wird er in Kulturen auf den ostafrikanischen Inseln Sansibar und Pemba sowie in Südamerika angebaut. Je nach Herkunft sind im Handel die Bezeichnungen »Sansibar-Nelken« oder »Madagaskar-Nelken« üblich.

INHALTSSTOFFE: Die in der Heilkunde verwendeten getrockneten Blütenknospen des Gewürznelkenbaums enthalten Gerbstoffe und einen hohen Anteil an ätherischem Öl. Die Gewürznelken dürfen allerdings nicht zu alt sein: Wenn beim Einkerben der Nelke kein Öl mehr austritt, ist sie unbrauchbar geworden. Gewürznelkenöl besteht vor allem aus Eugenol, das keimtötende und betäubende, aber auch leicht ätzende Eigenschaften besitzt.

ANWENDUNGSGEBIETE: Wissenschaftlich anerkannt ist die Anwendung von Gewürznelkenöl bei Schleimhautentzündungen im Mund- und Rachenraum sowie zur Schmerzstillung in der Zahnheilkunde. Auch zur Förderung der Verdauung und Stärkung des Magens wird die Gewürznelke verwendet.
➤ In der Erfahrungsheilkunde ist der Einsatz von Gewürznelken und Gewürznelkenöl bei der Behandlung von Insektenstichen, Hauterkrankungen und Akne üblich. Gewürznelken werden besonders gern in der Kinderheilkunde als anregendes Magen- und Kräftigungsmittel genutzt und auch mit anderen Mitteln kombiniert.

ANWENDUNGSFORM UND DOSIERUNG: Zur Behandlung von Schleimhautentzündungen wird 5- bis 10-prozentiges Nelkenöl mit einem Basisöl, z. B. Olivenöl, verdünnt. In der Zahnheilkunde setzt man Zubereitungen mit bis zu 30-prozentigem Öl ein.
Nebenwirkungen: In konzentrierter Form kann Gewürznelkenöl zu Gewebereizungen führen. Gegenanzeigen sind nicht bekannt.

APPETITANREGENDER KINDERLIKÖR

Für einen appetitanregenden Kinderlikör lässt man sich in der Apotheke eine Kräutermischung aus jeweils 10 g Ingwerwurzel, Kümmelfrüchten, Anisfrüchten und Pomeranzenschalen sowie 15 g Löwenzahnkraut, 15 g Melissenblättern und 2 Gewürznelken zusammenstellen. Die Mischung im Mörser zerdrücken, zusammen mit 10 Esslöffel Honig in 2 Liter Apfelsaft geben und kurz aufkochen lassen. Den heißen Saft vom Herd nehmen und 2 Stunden ziehen lassen. Anschließend 2-mal aufkochen, dazwischen 2 Stunden ziehen lassen und dann abseihen. Das Kind vor jeder Mahlzeit 1 Esslöffel davon trinken lassen. Selbst gut verschlossen ist der Likör jedoch nur begrenzt haltbar.

Hafer

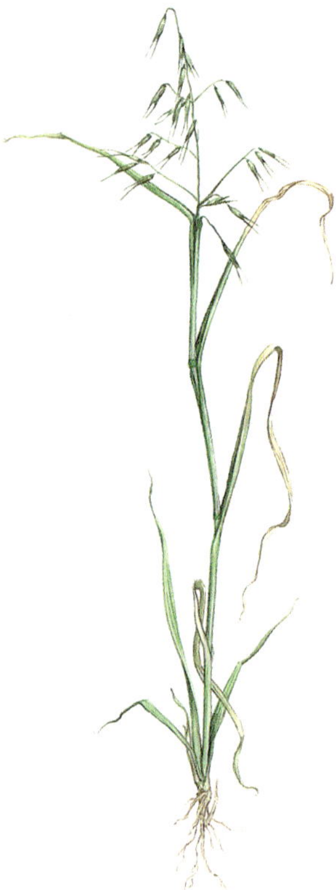

Die Ärzte im antiken Griechenland erprobten den Hafer bereits vielfach als »Volksmedizin«, etwa gegen Durchfall oder Husten. Während die Griechen seine Heilkraft überaus schätzten, verachteten die Römer den Hafer. Sie waren der Ansicht, dass Haferbrei vornehmlich eine Speise der Germanen sei. Erst die mittelalterliche Klosterheilkunde schenkte dem Hafer wieder größere Beachtung und bezeichnete ihn gar als »edle Arznei«. Schon damals stand – wie heute – die äußerliche Anwendung bei Hautkrankheiten im Vordergrund. So wurde Hafer vor allem für erweichende Umschläge bei Geschwüren genutzt. Bei Hildegard von Bingen genoss das Getreide einen besonders hohen Stellenwert: Die Äbtissin empfahl es über die gängigen Anwendungen hinaus als nervenstärkendes Mittel und lobte den Nutzen des Haferstrohs bei Schwächezuständen. Als Kulturpflanze mit so langer Tradition ranken sich eine Vielzahl von Aberglauben um den Hafer. So spielte er eine große Rolle in Fruchtbarkeitsriten.

HERKUNFT UND ANBAU: Der Hafer zählt zu den Süßgräsern (Poaceen) und stammt vermutlich aus Kleinasien. Seit rund 2000 Jahren wird das Gras mit dem Rispen bildenden Blütenstand vorwiegend in den nördlichen Breitengraden Europas angebaut, nachdem er zunächst als nicht erwünschter Begleiter anderer Getreidearten auftauchte. Heute gedeiht er weltweit in allen gemäßigten Zonen und wächst in Höhen bis etwa 1600 Meter.

INHALTSSTOFFE: Das in der Heilkunde vor allem verwendete Haferstroh enthält Kieselsäure, Flavonoide, Saponine, das Alkaloid Avenin und größere Mengen an Zink. Die zusammenziehende (adstringierende) und entzündungshemmende Wirkung des Hafers lässt sich aus dem Zusammenspiel dieser Inhaltsstoffe erklären.

ANWENDUNGSGEBIETE: Wissenschaftlich anerkannt ist die äußerliche Anwendung von Haferstroh bei gesteigerter Talgdrüsenproduktion und entzündlichen Hauterkrankungen (z. B. Neurodermitis, Milchschorf und Kopfgneis bei Säuglingen), vor allem wenn sie mit Juckreiz verbunden sind.

➤ In der Erfahrungsheilkunde wird Haferstroh auch innerlich als Beruhigungsmittel und – neuerdings wieder – als Gicht- und Rheumamittel sowie bei Nervenschmerzen, Lähmungen und Lebererkrankungen genannt. Haferflocken sollen wegen des hohen Vitamin- und Mineralstoffgehalts der Haferkörner bei Schwächezuständen und Diabetes nützlich sein.

ANWENDUNGSFORM UND DOSIERUNG: Bei entzündlichen Hauterkrankungen wird ein Aufguss aus Haferstroh (100 g Haferstroh auf 2 bis 3 Liter Wasser) als Badezusatz verwendet.

➤ Haferschleim (in Wasser gekochte Haferflocken) hat sich als bewährtes Mittel bei Magen-Darm-Erkrankungen bis in unsere Zeiten erhalten. Gegenanzeigen und Nebenwirkungen sind nicht bekannt.

HAFERSTROHBAD ZUR ENTZÜNDUNGSLINDERUNG

100 g Haferstroh in 2 Liter kaltes Wasser geben, 15 Minuten kochen lassen, abseihen und ins lauwarme Badewasser geben. Bei Neurodermitis täglich 1-mal etwa 10 bis 15 Minuten baden. Auch für Säuglinge hat sich ein Bad bewährt, für das man 50 g Haferstroh in 2 Liter Wasser gibt und alles 30 Minuten kochen lässt. Den Heilpflanzensud gießt man ins 37 °C warme Wasser und badet den Säugling jeden zweiten Tag 10 Minuten, dabei immer wieder seine Kopfhaut beträufeln.

Hirtentäschel

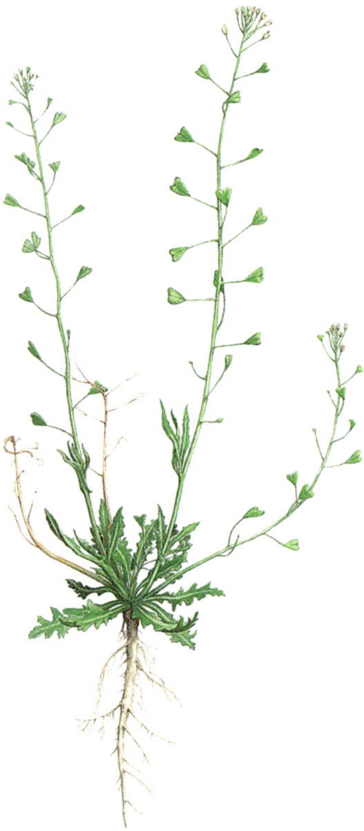

Dieses Kraut mit dem ungewöhnlichen Namen wurde weder in der Antike noch in der Frühzeit der Klostermedizin beachtet, obwohl es in der Volksmedizin bereits seinen festen Platz hatte. Aus dem späten 15. Jahrhundert stammt eine bildhafte Erklärung für den Namen »Hirtentäschel«: Die Pflanze habe »kleine Schoten wie Taschen« an sich hängen; davon leite sich der Name ab. Die Klosterheilkunde verwendete das Hirtentäschel gegen die unterschiedlichsten »Ausflüsse«: bei eitrigen Hauterkrankungen, blutenden Wunden, zu starker Monatsblutung, Nasenbluten und einer triefenden Nase. Nachdem die Pflanze mehrere Jahrhunderte lang in Vergessenheit geraten war, wurde sie aus Mangel an Alternativen zur Zeit des Ersten Weltkriegs von der Forschung wiederentdeckt.

HERKUNFT UND ANBAU: Das Hirtentäschel gehört zur Familie der Kreuzblütler (Brassicaceen) und ist in Europa heimisch. Die anspruchslose, fast ganzjährig blühende Pflanze kann man häufig auf Äckern und Schuttplätzen, an Zäunen und Mauern finden. Für den arzneilichen Gebrauch wird das Hirtentäschel, das am besten im Frühjahr gesammelt wird, vor allem aus Osteuropa importiert.

INHALTSSTOFFE: Die in der Heilkunde verwendeten oberirdischen Pflanzenteile des Hirtentäschels enthalten Flavonoide, Aminosäuren, biogene Amine (Acetylcholin, Tyramin), Proteine, größere Mengen an Kalium- und Calciumsalzen sowie ein Peptid, das eine blutstillende und gebärmutterzusammenziehende (adstringierende) Wirkung hat. Allerdings kann der Wirkstoffgehalt des Krauts je nach Standort stark schwanken.

ANWENDUNGSGEBIETE: Wissenschaftlich anerkannt ist die innerliche Anwendung von Hirtentäschelkraut zur Regulierung von übermäßig starker oder langer Monatsblutung sowie die äußerliche Anwendung bei Nasenbluten und bei blutenden oberflächlichen Hautverletzungen.

➤ In der Erfahrungsheilkunde wird das Hirtentäschel als Blutreinigungsmittel zu Frühjahrskuren empfohlen. Innerlich setzt man das Kraut auch bei Leber- und Gallenbeschwerden ein, selten wird es als Kreislaufmittel und zur Stärkung des Herzens genannt. Äußerlich angewendet, dient das Hirtentäschel zur Behandlung schlecht heilender Wunden und als Mund- und Rachendesinfektionsmittel.

ANWENDUNGSFORM UND DOSIERUNG: Bei Wunden und Nasenbluten wird das Kraut in Form einer Kompresse (Umschlag) angewendet, die man aus dem abgekochten Pflanzensud bereitet.

➤ Bei Menstruationsbeschwerden trinkt man den frisch zubereiteten Tee. Die Tagesdosis beträgt 10 bis 15 g.
Gegenanzeigen und Nebenwirkungen sind nicht bekannt.

HIRTENTÄSCHEL-UMSCHLAG BEI WUNDEN

2 Teelöffel Hirtentäschelkraut mit 1 Tasse kochendem Wasser übergießen, 15 Minuten ziehen lassen und abseihen. Zur Wundbehandlung ein Leinentuch mit dem abgekühlten Sud tränken, auf die Wunde auflegen und ein zweites Tuch locker darüber binden. Mehrmals täglich wechseln.

Schwarzer Holunder

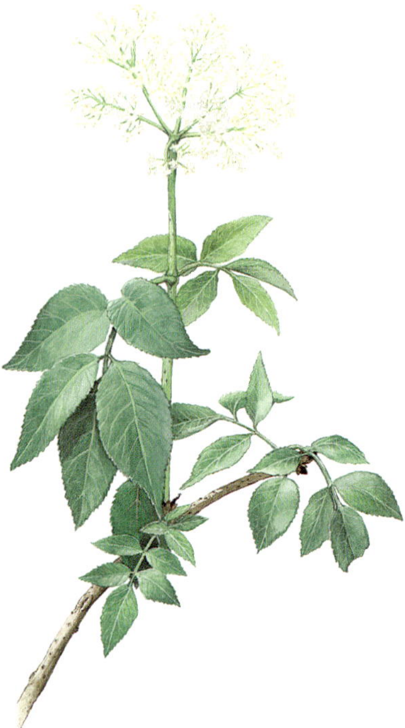

In der Antike wurden Wurzeln, Blätter und Beeren des Holunders therapeutisch vor allem als schleim- und galleabführendes, aber auch als gynäkologisches Mittel eingesetzt. Dioskurides empfahl in Wein gekochte Holunderwurzeln gegen Schlangenbisse und Umschläge aus den Blättern gegen Geschwüre. Die kräuterkundlichen Schriften der Klosterheilkunde lobten den Holunder fast als »Universalmedizin«. Er galt nicht nur als entwässernd, fiebersenkend und schmerzlindernd, sondern auch als abführend und magenstärkend. Diese Einschätzungen der Anwendungsgebiete des Holunders teilte einzig Hildegard von Bingen nicht, die ihn in ihren Werken als schweißtreibenden Trank und in Form eines Dampfbades gegen Gelbsucht empfahl. Dass der Holunder auch im Volksglauben fest verankert war, bezeugte der sonst eher sachliche Dominikaner und Naturforscher Albertus Magnus. Er vertrat die Ansicht, dass man ein Brechmittel erhalte, wenn man die innere Rinde des Holunders von unten nach oben abschabe; von oben nach unten abgeschabt, ergäbe die Holunderrinde dagegen ein Abführmittel.

HERKUNFT UND ANBAU: Der Schwarze Holunder gehört zur Familie der Geißblattgewächse (Caprifoliaceen) und ist in beinahe ganz Europa, Asien und Nordafrika heimisch. Er kommt häufig an Weg- und Waldrändern und an Bachufern vor. Für den arzneilichen Gebrauch wird der Holunder aus einigen osteuropäischen Ländern importiert. Die Blüten werden geerntet, indem man die gesamten Blütenstände abschneidet, sie vorsichtig trocknet und die Blüten abschüttelt. Die schwarzen Beeren werden vollreif geerntet.

INHALTSSTOFFE: In der Heilkunde werden die Holunderblüten und -beeren verwendet. Die Blüten enthalten ätherisches Öl (bis zu 0,2 Prozent) mit einem hohen Anteil an freien Fettsäuren, Flavonoiden, Gerb- und Schleimstoffen, die die Bronchialsekretion steigern und schweißtreibend wirken. Flavonoide, Folsäure, Vitamin C, Zucker und Fruchtsäuren sind die wichtigsten Inhaltsstoffe der Holunderbeeren.

ANWENDUNGSGEBIETE: Wissenschaftlich anerkannt ist die Anwendung von Holunderblüten und -beeren bei Erkältungskrankheiten und Fieber als schweißtreibendes Mittel und zur Steigerung der Bronchialsekretion.

- In der Erfahrungsheilkunde werden die Holunderblüten außerdem zur Behandlung von Rheuma, Ischias und Neuralgien genutzt.

ANWENDUNGSFORM UND DOSIERUNG: Holunderblüten werden für eine Schwitzkur als Tee getrunken. Sie sind auch in Teemischungen gegen Erkältungskrankheiten enthalten; oft werden sie mit Lindenblüten kombiniert. Die Tagesdosis beträgt 10 bis 15 g.

- Zur Vorbeugung und Stärkung bei Erkältungskrankheiten trinkt man den Saft aus eingekochten Beeren (täglich 1 bis 2 kleine Gläser).

Gegenanzeigen und Nebenwirkungen sind nicht bekannt.

HOLUNDERTEE FÜR EINE SCHWITZKUR

2 Teelöffel Holunderblüten mit 1 Tasse kochendem Wasser übergießen, 5 Minuten ziehen lassen, dann abseihen und möglichst heiß trinken. Den Tee bei Schnupfen und fiebriger Erkältung mehrmals am Tag, so heiß, wie man ihn verträgt, möglichst rasch zu sich nehmen.

Hopfen

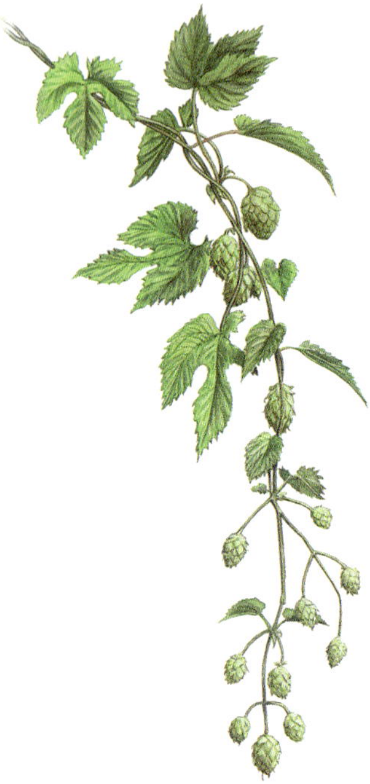

Der Hopfen gehört zu den jüngeren Kulturpflanzen: Im Frankenreich wurde er nachweislich erst seit dem 8. Jahrhundert angebaut. Damals kamen Mönche auf die Idee, Hopfen für die Bierzubereitung zu nutzen. Aus der Beobachtung, dass Hopfenzapfen sehr lange haltbar und gegen Fäulnis resistent waren, schlossen sie, dass sie sich zur Konservierung eignen müssten, und setzten sie mit Erfolg beim Bierbrauen ein. Der arzneiliche Einsatz von Hopfen spielte im Mittelalter zunächst keine große Rolle. Zwar wies Hildegard von Bingen bereits im 11. Jahrhundert auf den beruhigenden Effekt der Pflanze hin, doch ist es vor allem arabischen Ärzten zu verdanken, dass sich der Hopfen zu einer wichtigen Arzneipflanze entwickelte. Im Laufe der Jahrhunderte gerieten die Heilanzeigen immer umfangreicher. Sie reichten von eitrigen Ohren und Asthma bis hin zu Gelb- und Wassersucht sowie Milzleiden.

HERKUNFT UND ANBAU: Der bis zu 6 Meter hoch wachsende Hopfen gehört zur Familie der Hanfgewächse (Cannabaceen). Die Pflanze wächst zwar in freier Natur, wird für das Brauwesen und die Arzneimittelherstellung jedoch in fast ganz Europa, Westasien und Nordamerika angebaut. Geerntet wird die Kletterpflanze kurz vor der vollen Reife im Spätsommer, damit die Drüsenschuppen nicht abfallen.

INHALTSSTOFFE: Die in der Heilkunde verwendeten Drüsenschuppen der Hopfenzapfen enthalten die Bitterstoffe Humulon und Lupulon, die einen beruhigenden und schlaffördernden Effekt haben. Zudem wirken sie bakterienhemmend und regen die Magensaftsekretion an. Daneben finden sich Gerb- und Aromastoffe, Flavonoide und ätherisches Öl.

ANWENDUNGSGEBIETE: Wissenschaftlich anerkannt ist die Anwendung von Hopfenzapfen bei Unruhe- und Angstzuständen sowie Schlaflosigkeit.

➤ In der Erfahrungsheilkunde wird Hopfen bei Blasen- und Nierenleiden sowie bei Verdauungsstörungen angewendet. Wissenschaftliche Studien haben ergeben, dass der Einsatz bei Verdauungsbeschwerden und Blasenleiden sinnvoll sein kann. Hopfen hat sich aber auch bei der Behandlung von Menstruationsbeschwerden und im Klimakterium bewährt.

ANWENDUNGSFORM UND DOSIERUNG: Bei den Darreichungsformen des Hopfens gibt es verschiedene Möglichkeiten: als geschnittene Heilpflanze oder als Pflanzen- bzw. Trockenextraktpulver für Aufgüsse oder Abkochungen. Die Einzeldosis beträgt 0,5 g.

➤ Hopfentee wird bei Schlafstörungen, Unruhe- und Angstzuständen empfohlen. Die Wirkung kann gesteigert werden, wenn man die Hopfenzapfen mit Baldrian oder Melisse mischt.

➤ Da die Wirkstoffe des Hopfens leicht an die Luft abgegeben werden, kann auch ein Schlafkissen – ein mit Hopfenzapfen gefülltes Baumwollkissen – hilfreich sein. Die Wirkung hält ungefähr 1 Woche an.

➤ In Bier ist oft mehr Hopfen enthalten als in manchem Arzneimittel. Man sollte jedoch beachten, dass Biergenuss am Abend zwar das Einschlafen erleichtern kann, das Durchschlafen dagegen meist stört – offensichtlich bedingt durch die Wirkung des Alkohols.

Gegenanzeigen und Nebenwirkungen sind nicht bekannt.

HOPFENTEE ZUR BERUHIGUNG

1 Teelöffel Hopfenzapfen mit 1 Tasse kochendem Wasser übergießen, zugedeckt 10 Minuten ziehen lassen und abseihen. Bei Unruhezuständen und Schlaflosigkeit mittags und abends je 1 Tasse trinken – man wird trotzdem während des Tages leistungsfähig bleiben.

Huflattich

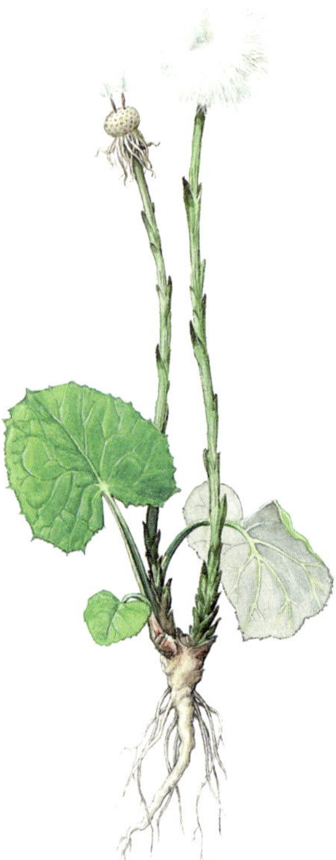

Der Huflattich findet seit langer Zeit als Hustenmittel Verwendung, darauf weist auch sein botanischer Name »Tussilago« hin, der wohl aus einer Verbindung der lateinischen Wörter »tussis« (Husten) und »ago« (ich vertreibe) entstanden ist. In den Werken der Klosterheilkunde wurde der Huflattich zunächst nur bei Hildegard von Bingen angeführt, und zwar als Lebermittel. Ihre Empfehlung, den Huflattich bei Leberverhärtung einzusetzen, blieb jedoch ein Einzelfall. Dagegen rückte im Laufe des Mittelalters ein anderes Anwendungsgebiet in den Vordergrund des Interesses, das schließlich so bedeutend war, dass es sogar im deutschen Namen der Pflanze, »Brandlattich«, seinen Ausdruck fand: Man setzte die Huflattichblätter gegen »heiße« Krankheiten ein, womit neben Fieber auch alle »brennenden Hautkrankheiten« wie Brandwunden durch Feuer oder Sonne, Insektenstiche, Tierbisse und Schürfwunden gemeint waren. Bis heute wird der Huflattich bei Schleimhautentzündungen verwendet – und als Hustenmittel ist er schon seit der Antike ein bewährter Helfer.

HERKUNFT UND ANBAU: Der Huflattich gehört zur Familie der Korbblütler (Asteraceen) und ist in fast ganz Europa verbreitet. Man findet ihn auch in Nordasien und Nordamerika. Die mehrjährige Pflanze bevorzugt Ödland, Bahndämme, Kiesgruben, Acker- und Wegränder. Für den arzneilichen Gebrauch stammt sie aus Wildsammlungen in Italien und Osteuropa.

INHALTSSTOFFE: Die in der Heilkunde hauptsächlich verwendeten Blätter des Huflattichs enthalten vor allem Gerb-, Bitter- und Schleimstoffe sowie Flavonoide, die eine bakterienhemmende und reizlindernde Wirkung haben.

Die Schleimstoffe bilden einen Schutzfilm auf den Schleimhäuten, wirken reizmildernd und lindern Hustenreiz und Halsschmerzen. Außerdem wird das Abhusten erleichtert. Huflattich enthält – je nach Herkunft der Pflanzen – Pyrrolizidinalkaloide, die eine gewisse krebserregende und lebertoxische Wirkung haben.

ANWENDUNGSGEBIETE: Wissenschaftlich anerkannt ist die Anwendung von Huflattichblättern bei Schleimhautentzündungen im Mund- und Rachenraum. Am häufigsten werden die Blätter bei trockenem Husten und allgemein bei Katarrhen der Atemwege eingesetzt. Auch auf gereizte Schleimhäute des Magen-Darm-Trakts hat Huflattich eine positive Wirkung.
➤ Die Erfahrungsheilkunde kennt die äußerliche Anwendung von Huflattichblättern bei Hautproblemen und entzündeten Krampfadern.

ANWENDUNGSFORM UND DOSIERUNG: Huflattich kann in verschiedenen Zubereitungen eingenommen werden, bei Husten vor allem als Tee. Außerdem wird er als Tinktur oder Frischpflanzenpresssaft eingesetzt. Die Tagesdosis liegt bei 4 bis maximal 6 g. Die Anwendungsdauer sollte 4 bis 6 Wochen nicht überschreiten.
Gegenanzeigen: Nicht während Schwangerschaft und Stillzeit anwenden.
Nebenwirkungen: Bei Daueranwendung ist eine lebertoxische und krebserregende Wirkung nicht auszuschließen. Neue Züchtungen enthalten allerdings keine nachweisbaren Mengen an Pyrrolizidinalkaloiden.

HUFLATTICHTEE ZUR HUSTENLINDERUNG

2 Teelöffel Huflattichblätter mit 1 Tasse kochendem Wasser übergießen, 10 Minuten ziehen lassen und dann abseihen. Bei trockenem Reizhusten 2- bis 3-mal täglich 1 Tasse in kleinen Schlucken trinken und den Tee dabei möglichst lange im Rachen behalten.

Ingwer

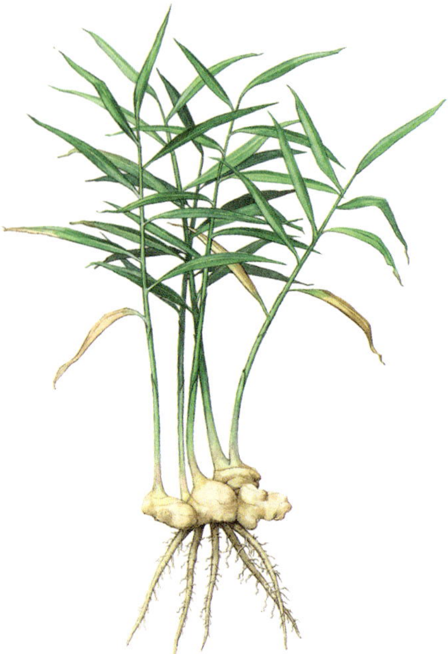

Dass die Klosterheilkunde Ingwer schon früh zu Heilzwecken nutzte, beweist das berühmte ›Lorscher Arzneibuch‹: Dort gehört er zu den am häufigsten genannten Arzneipflanzen. Im mittelalterlichen Europa glaubte man sogar, der Ingwer stamme aus dem Garten Eden – so sehr schätzte man seine Heilwirkung, die man sich von Atemwegserkrankungen und Verdauungsbeschwerden bis hin zu Augentrübung zunutze machte. Möglicherweise stammt die Pflanze aus dem südlichen China. Über die alte Hochkultur von Dilmun, dem heutigen Bahrein am Persischen Golf, wurde der Ingwer per Schiff eingeführt und an die antike Welt weitergegeben. Mit den Griechen gelangte er nach Italien, und römische Soldaten waren es, die ihn schließlich über die Alpen brachten.

HERKUNFT UND ANBAU: Ingwer, Galgant und Javanische Gelbwurz sind nahe Verwandte, die als Ingwergewächse (Zingiberaceen) bezeichnet werden. Die ursprüngliche Herkunft ist nicht genau geklärt. Auf jeden Fall wird Ingwer schon seit alters in China, Malaysia und Indien angebaut und vornehmlich als Gewürz gehandelt. Für den arzneilichen Gebrauch stammen die Pflanzen aus Kulturen in China, Indien, der Karibik und den USA.

INHALTSSTOFFE: Der in der Heilkunde verwendete Wurzelstock des Ingwers enthält ätherisches Öl und Scharfstoffe wie Gingerol und Shogaol. Das ätherische Öl wirkt dämpfend auf das zentrale Nervensystem. Daneben fördern die Inhaltsstoffe die Sekretion des Speichels sowie des Magen- und Gallensafts. Sie sind darüber hinaus entzündungshemmend, fördern die Darmfunktion und lindern die Übelkeit. Die Scharfstoffe regen die Wärmerezeptoren in der Magenschleimhaut an und steigern die Darmtätigkeit.

ANWENDUNGSGEBIETE: Wissenschaftlich anerkannt ist die innerliche Anwendung von Ingwer bei Störungen des Magen-Darm-Trakts, die nicht auf konkret fassbare organische Erkrankungen zurückgehen. Zu dem Anwendungsspektrum gehört auch die durch Reisekrankheit bedingte Übelkeit.

➤ In der Erfahrungsheilkunde wird Ingwer auch zur Appetitförderung und zur Anregung des Herz-Kreislauf-Systems genutzt. Da er die Speichelsekretion fördert und außerdem entzündungshemmend und fiebersenkend wirkt, wird er darüber hinaus bei Husten und anderen Erkältungskrankheiten eingesetzt. Auch bei Kopf- und Zahnschmerzen sagt man ihm eine Wirkung nach.

ANWENDUNGSFORM UND DOSIERUNG: Bei Brechreiz empfiehlt es sich, 1 g frisch gepulverte Ingwerwurzel mit etwas Flüssigkeit einzunehmen. Die Tagesdosis beträgt 2 bis 4 g. Bei Verdauungsbeschwerden und gegen Brechreiz kann Ingwer auch als Tee getrunken werden.

➤ Gegen Reisekrankheit kann Ingwer als Tinktur verwendet werden: 20 Tropfen Ingwer-Tinktur (1:5) in 1 Glas lauwarmem Wasser 30 Minuten vor den Mahlzeiten bzw. vor Reiseantritt einnehmen. Wer zu Blähungen neigt, für den ist auch der regelmäßige Einsatz von Ingwer als Gewürz sinnvoll.

➤ Gegen Kopf- und Zahnschmerzen werden Ingwerwurzelstücke gekaut. Gegenanzeigen und Nebenwirkungen sind nicht bekannt.

INGWERTEE ZUR VERDAUUNGSANREGUNG

1 Teelöffel grob gepulverte Ingwerwurzel mit 1 Tasse heißem Wasser übergießen, zugedeckt 5 bis 10 Minuten ziehen lassen und dann abseihen. Bei Magen-Darm-Beschwerden vor den Mahlzeiten oder bei Reisekrankheit unmittelbar vor Reiseantritt jeweils 1 Tasse trinken.

Johanniskraut

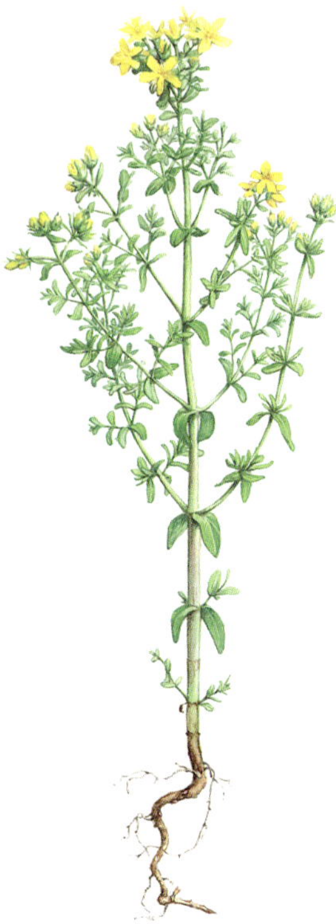

Von jeher war das Johanniskraut eng mit dem Christentum verbunden – nicht umsonst leitet sich sein Name von Johannes dem Täufer ab. Der Legende nach soll das Blut des geköpften Märtyrers in die Blüten des Johanniskrauts geflossen sein. Wenn man die Blüten zerreibt, tritt ein rötlicher Saft aus, weshalb die Pflanze im Volksmund immer noch »Johannisblut« heißt. Das Johanniskraut gehört heute zu den ganz großen Arzneipflanzen, es spielte aber auch in früheren Zeiten keine geringe Rolle. In der Antike wurde es bei Brandwunden und Ischias verwendet. Überraschenderweise findet sich im ältesten Werk der Klosterheilkunde, dem ›Lorscher Arzneibuch‹, eine ganz andere Indikation: Hier wird das Kraut bei Melancholie empfohlen, was genau dem wichtigsten aktuellen Anwendungsgebiet entspricht.

HERKUNFT UND ANBAU: Das Johanniskraut gehört zur Familie der Hartheugewächse (Hypericaceen) und ist in ganz Europa heimisch. Als Arzneipflanze wird es in Ungarn, Südafrika, Neuseeland und Asien angebaut.

INHALTSSTOFFE: Die in der Heilkunde verwendeten oberirdischen Teile des Johanniskrauts enthalten Hypericine, Flavonoide (2 bis 4 Prozent), Gerbstoffe (6 bis 15 Prozent) und ätherisches Öl. Obwohl das Johanniskraut zu den Heilpflanzen zählt, die von der Wissenschaft am intensivsten untersucht wurden, sind die genauen Wirkmechanismen bis heute unklar. Die gesamte Wirkstoffkombination vermindert den Anstieg von Cortisol bei Stress, beeinflusst die Melatonin-Ausschüttung und wirkt letztendlich stimmungsaufhellend. Das rote Johanniskrautöl besitzt darüber hinaus eine entzündungshemmende Wirkung.

ANWENDUNGSGEBIETE: Innerlich hilft es nicht nur bei psychovegetativen Störungen, Angstzuständen, Nervosität und depressiven Verstimmungen; das Johanniskrautöl wird auch bei Verdauungsbeschwerden eingesetzt.
➤ Äußerlich angewendet, wird Johanniskrautöl bei scharfen und stumpfen Verletzungen und Verbrennungen ersten Grades empfohlen sowie gegen Muskelschmerzen. Das Öl beruhigt trockene Haut, lindert Reizungen und kann Heilungsprozesse beschleunigen.

ANWENDUNGSFORM UND DOSIERUNG: Johanniskraut ist in Form von Tee, Kapseln, Dragees, Tropfen und Saft erhältlich, die Johanniskraut-Extrakt allein oder in Kombination mit anderen Substanzen enthalten.
➤ Zur Beruhigung bei Schlafstörungen, Angstzuständen und Depressionen ist eine Teezubereitung hilfreich. Die Tagesdosis beträgt 2 bis 4 g.
➤ Zur äußerlichen Anwendung eignet sich das Johanniskrautöl.
Gegenanzeigen: Johanniskraut darf nicht gemeinsam mit den bei schweren endogenen Depressionen üblicherweise verschriebenen Antikoagulanzien eingenommen werden.
Nebenwirkungen: Bei hellhäutigen Personen kann es zu einer erhöhten Lichtempfindlichkeit kommen. Betroffene sollten deshalb während einer Therapie mit hoch dosiertem Johanniskraut Sonnenbäder vermeiden.
Wechselwirkungen: Hoch dosierte Johanniskraut-Extrakte können Wechselwirkungen mit anderen Medikamenten haben, da Johanniskraut den Wirkstoffspiegel verschiedener Medikamente beeinflusst.

JOHANNISKRAUTTEE ZUR BERUHIGUNG

2 gehäufte Teelöffel Johanniskraut mit 1 Tasse Wasser übergießen, zugedeckt unter gelegentlichem Umrühren 20 Minuten kochen lassen und abseihen. Bei Nervosität, Schlafstörungen und leichten Depressionen morgens und abends 1 Tasse frisch zubereiteten Tee trinken.

Kalmus

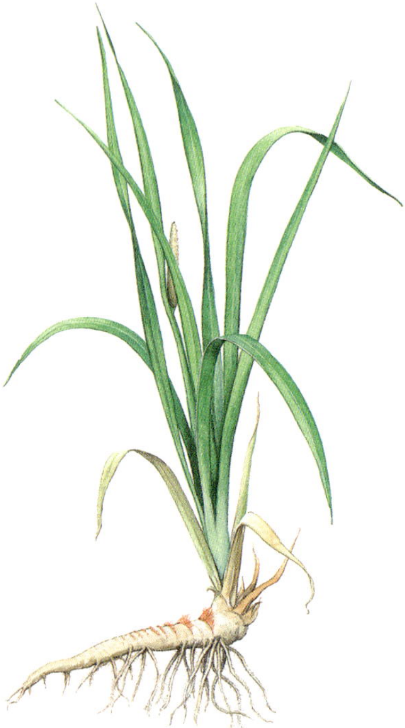

Bei keiner anderen Heilpflanze lässt sich die Verwendung so weit zurückverfolgen wie beim Kalmus. Nachweislich nutzten ihn schon die Ägypter, und er findet sich auch in der Bibel. In seiner Heimat Südchina und Indien wurde er früh als Heil- und Gewürzpflanze geschätzt. In spätantiker Zeit empfahl Dioskurides den Kalmus unter anderem als Heilmittel bei Lungen-, Brust- und Leberleiden. Frauen sollte Kalmus bei Erkrankungen der Geschlechtsorgane helfen. Über das illustrierte Kräuterbuch ›Pseudo-Apuleius‹ aus dem 3. oder 4. Jahrhundert gelangte er in die frühe Klosterheilkunde, verschwand dann allerdings lange Zeit aus den mitteleuropäischen Rezeptsammlungen. Erst mit der Übersetzung arabischer Texte ins Lateinische bekam er im späten Mittelalter wieder einen Platz in der Klostermedizin. Kalmus galt als harntreibend, verdauungs- und menstruationsfördernd.

HERKUNFT UND ANBAU: Der zur Familie der Aronstabgewächse (Araceen) zählende Kalmus stammt ursprünglich aus Ostasien. Spätestens im 16. Jahrhundert wurde er in Europa eingeführt, in freier Natur findet man ihn jedoch selten. Für den Arzneimittelgebrauch wird er aus Indien, Kanada, dem ehemaligen Jugoslawien und Russland importiert.

INHALTSSTOFFE: Der in der Heilkunde verwendete Wurzelstock des Kalmus enthält ätherisches Öl, Stärke, Bitter-, Gerb- und Schleimstoffe. Die Inhaltsstoffe wirken krampflösend, sekretanregend, reizlindernd, appetitanregend, zusammenziehend (adstringierend) und durchblutungsfördernd.

Die meisten Unterarten des Kalmus enthalten allerdings das krebserregende Beta-Asaron. Deshalb sollte man sich unbedingt genau an die niedrige Dosierung der Kalmuswurzel halten. Zwar enthält die amerikanische Varietät ein betaasaronfreies Öl, doch leider ist ihr Anbau in den USA verboten.

ANWENDUNGSGEBIETE: Zur medizinischen Verwendung der Kalmuswurzel gibt es keine wissenschaftlich anerkannten Empfehlungen, obwohl es sich um eine wichtige Arzneipflanze in der Erfahrungsheilkunde handelt. Hier wird Kalmus als Bitterstoffmittel bei Appetitlosigkeit, Gastritis, Völlegefühl und nervösem Reizmagen eingesetzt.

ANWENDUNGSFORM UND DOSIERUNG: Bei Verdauungsbeschwerden wird Kalmus als Tee eingenommen. Die Tagesdosis beträgt maximal 2 Teelöffel geschnittenen oder gepulverten Wurzelstock.

➤ Kalmuswurzel wird auch kandiert als Süßigkeit gehandelt und kann anstelle von Ingwer beim Kochen verwendet werden.

Gegenanzeigen: Da die Kalmuswurzel je nach Züchtung unterschiedliche Mengen des krebserregenden Beta-Asaron enthält, sollte man sich präzise an die niedrige Dosierung halten. Von Kalmusbädern oder Einreibungen mit dem ätherischen Öl ist nach momentanem Erkenntnisstand abzuraten. Ebenso wird vor dem Dauergebrauch vor allem der betaasaronhaltigen Unterarten gewarnt. Während der Schwangerschaft darf Kalmus auf keinen Fall verwendet werden. Nebenwirkungen sind nicht bekannt.

KALMUSTEE ZUR VERDAUUNGSANREGUNG

1 Teelöffel fein geschnittene oder gepulverte Kalmuswurzel mit 1 Tasse kochendem Wasser übergießen, 5 bis 10 Minuten ziehen lassen und abseihen. Bei Appetitlosigkeit, Gastritis, Völlegefühl oder nervösem Reizmagen 1- bis 2-mal täglich 1 Tasse lauwarm vor den Mahlzeiten trinken.

Kamille

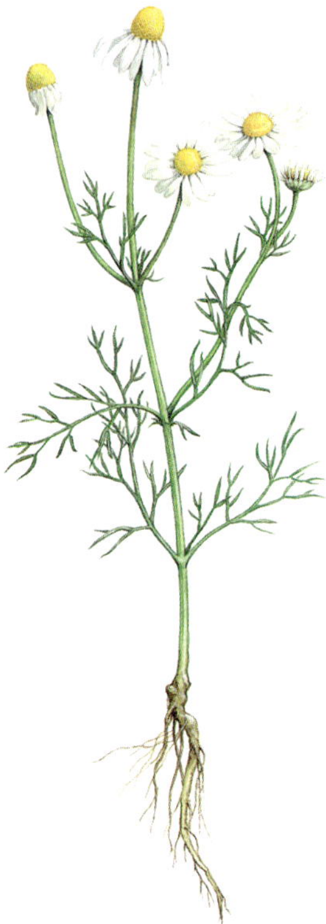

Die Kamille ist eine uralte Heilpflanze. Bei Dioskurides steht sie als unterstützendes Mittel bei der Geburt, bei Blasenentzündung, Blähungen und Leberleiden in medizinischen Diensten. Der »Vater der Kräuterheilkunde« schreibt ihr auch eine urin- und steinaustreibende Wirkung zu. In zahlreichen Rezeptsammlungen der Klostermedizin wurde die Kamille zum »Allheilmittel« schlechthin erkoren. Bereits zur Karolingerzeit bereiteten die Mönche ein Kamillenöl zu, mit dem sie Mundspülungen gegen entzündetes Zahnfleisch vornahmen. Auch in späterer Zeit wurden die heilenden Eigenschaften der Kamille viel gepriesen, wobei die Anwendungsgebiete immer umfangreicher gerieten. Im 16. Jahrhundert betrachtete man sie als das gebräuchlichste Heilkraut überhaupt, da sie gegen nahezu alle Beschwerden eingesetzt wurde.

HERKUNFT UND ANBAU: Die Echte Kamille gehört zur Familie der Korbblütler (Asteraceen) und war ursprünglich in Süd- und Osteuropa und in Vorderasien beheimatet. Heute kommt die anspruchslose Pflanze in fast ganz Europa, West- und Mittelasien vor. Importe nach Deutschland stammen vorwiegend aus Argentinien, Bulgarien, Ungarn sowie in kleineren Mengen aus Spanien und Tschechien.

INHALTSSTOFFE: Die in der Heilkunde verwendeten Kamillenblüten enthalten als wichtigste Inhaltsstoffe ätherische Öle – vor allem Chamazulen und Bisabolol –, Flavonoide, Cumarine sowie Schleimstoffe. Diese Stoffe wirken beruhigend, entzündungshemmend, wundheilungsfördernd und krampflösend. Außerdem wirken sie keimhemmend, schützen die Schleimhäute und können Geschwüren im Magen-Darm-Bereich vorbeugen.

ANWENDUNGSGEBIETE: Wissenschaftlich anerkannt ist die äußerliche Anwendung von Kamillenblüten bei Haut-, Schleimhaut- und Zahnfleischentzündungen sowie bei entzündlichen Erkrankungen und Reizungen der Atemwege. Zur innerlichen Anwendung hat sich die Kamille bei Magen- und Darmkrämpfen als wirksam erwiesen.

➤ In der Erfahrungsheilkunde haben sich Inhalationen und Spülungen bei entzündlichen Atemwegserkrankungen und Hautproblemen bewährt. Auch oberflächliche Hautverletzungen sprechen auf die Wirkstoffe der Kamillenblüten an. Dass die Kamille als »Frauenpflanze« etwa gegen Menstruationsbeschwerden eingesetzt wird, macht schon ihr botanischer Name deutlich: *Matricaria* leitet sich vom lateinischen »mater«, Mutter, ab.

ANWENDUNGSFORM UND DOSIERUNG: Während man für die Teezubereitung Kamillenblüten verwendet, greift man für die äußerliche Anwendung besser auf industriell hergestellte wässrig-alkoholische Auszüge zurück – sie sind effektiver, weil sie wesentlich mehr ätherisches Öl enthalten.

➤ Kamillentee beruhigt den Magen, löst Verkrampfungen und krampfartige Unterleibsbeschwerden. Die Tagesdosis beträgt 9 bis 12 g.

➤ Zum Gurgeln oder Spülen, etwa bei Zahnfleischentzündungen, ist der wässrig-alkoholische Auszug geeignet, der stärker als der Tee wirkt.

➤ Bei entzündlichen Erkrankungen im Genitalbereich empfiehlt sich ein Sitzbad, für das ebenfalls die Teezubereitung eingesetzt wird.

Gegenanzeigen und Nebenwirkungen sind nicht bekannt.

KAMILLENTEE ZUR MAGENBERUHIGUNG

1 gehäuften Esslöffel Kamillenblüten mit 1 Tasse kochendem Wasser übergießen, zugedeckt 10 Minuten ziehen lassen und abseihen. Bei Magen-Darm-Erkrankungen (z. B. Magenschleimhautentzündung) täglich 3- bis 4-mal 1 Tasse jeweils zwischen den Mahlzeiten trinken.

Keuschlamm

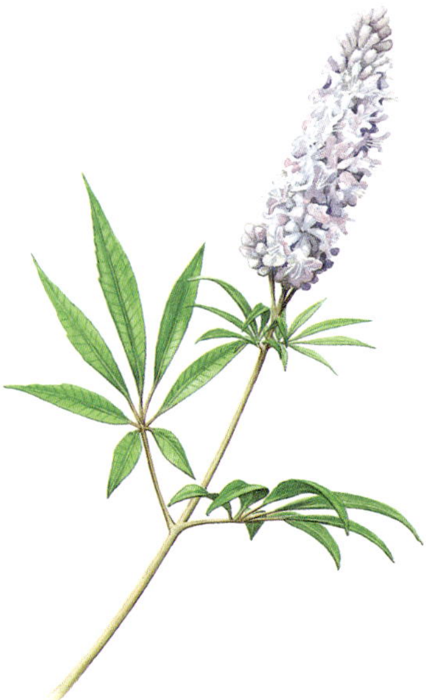

Auch wenn der Keuschlamm heute nicht mehr so bekannt ist, hat der weidenartige Strauch eine lange Kulturgeschichte. Bereits in der griechischen Mythologie spielte er eine wesentliche Rolle: So soll die Zeusgattin Hera, die Hüterin der Ehe, unter einem Keuschlammstrauch geboren worden sein. Als Pflanze, die dämpfend auf sexuelle Gelüste wirkt, war der Keuschlamm von jeher aufs Engste mit dem klösterlichen Leben verbunden: Die Ordensleute nutzten ihn als Anaphrodisiakum zur Wahrung ihres Keuschheitsgelübdes, weshalb die Pflanze bis heute auch unter dem Namen »Mönchspfeffer« bekannt ist. Trotz dieser nicht unbedeutenden Rolle sucht man sie in den frühen kräuterkundlichen Werken der Klosterheilkunde vergebens. Erst durch das ›Circa instans‹, die um 1150 entstandene »Standarddrogenkunde des Mittelalters«, wurde der Keuschlamm dann endgültig zu einer bekannten Heilpflanze in Europa. Man setzte ihn unter anderem bei Gebärmuttererkrankungen und zur Förderung der Milchbildung bei stillenden Müttern ein.

HERKUNFT UND ANBAU: Der Keuschlamm gehört zur Familie der Eisenkrautgewächse (Verbenaceen). Der dicht verästelte Strauch besitzt schmale, lange Fiederblätter und trägt zartblaue Blüten, die lange Blütenstände bilden. Sein Verbreitungsgebiet reicht vom Mittelmeerraum bis nach Indien. Für den arzneilichen Gebrauch stammen Keuschlammfrüchte vor allem aus Wildsammlungen in Albanien und Marokko.

INHALTSSTOFFE: Die in der Heilkunde verwendeten Früchte des Keuschlamms enthalten neben fettem und ätherischem Öl, Flavonoiden und Bitterstoffen Iridoide und Diterpene. Diese Stoffe haben eine regulierende Wirkung auf den Prolaktinspiegel, also auf ein Hormon, das unter anderem für die Ausbildung der Milchdrüsen am Ende einer Schwangerschaft zuständig ist.

ANWENDUNGSGEBIETE: Keuschlammfrüchte sind ein recht gebräuchliches Mittel in der Frauenheilkunde. Wissenschaftlich anerkannt ist die Anwendung von Präparaten aus Extrakten der Keuschlammfrüchte bei Menstruationsstörungen, etwa bei ausbleibender Menstruation oder prämenstruellem Syndrom. Daneben hat sich ihre Anwendung bei schmerzhaften, geschwollenen Brüsten (Mastodynie) bewährt. Auch bei Wechseljahrsbeschwerden können Keuschlammfrüchte helfen.

- In der Erfahrungsheilkunde wird Keuschlamm beim Abstillen eingesetzt.

ANWENDUNGSFORM UND DOSIERUNG: Keuschlammfrüchte werden vor allem als Fertigpräparate in Form von wässrig-alkoholischem Extrakt eingesetzt. Die Tagesdosis beträgt 30 bis 40 mg. Um die richtige Dosierung zu gewährleisten, empfiehlt sich ausschließlich die Einnahme von standardisierten Fertigpräparaten.
Gegenanzeigen: Nicht anwenden während Schwangerschaft und Stillzeit.
Nebenwirkungen: Gelegentlich kommt es zu juckendem Hautausschlag.

KEUSCHLAMM ZUR HORMONREGULIERUNG

Damit alle Wirkstoffe der Keuschlammfrüchte zum Tragen kommen, empfiehlt es sich, ein Fertigpräparat aus der Apotheke (Dragees, Tabletten oder Tinktur) zu erwerben, das man gemäß Beipackzettel einnimmt. Um einen spürbaren Erfolg zu erzielen, sollte man die Präparate jedoch mindestens über einen Zeitraum von 3 Wochen einnehmen.

Knoblauch

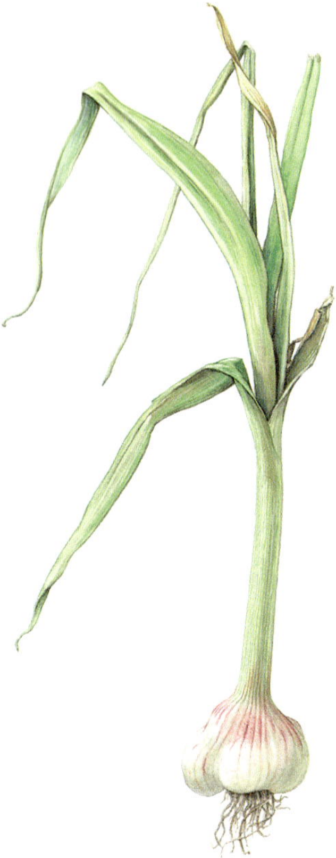

Der Knoblauch zählt zu den ältesten Heilpflanzen: Bereits im alten Ägypten bekamen die Arbeiter, die zum Bau der Pyramiden herangezogen wurden, eine feste Ration Knoblauch zugeteilt, um gesund und leistungsfähig zu bleiben. Auch in der Antike finden sich bei Hippokrates, Plinius und Dioskurides umfangreiche Beschreibungen seiner Heilwirkungen. Letzterer verschrieb Knoblauch nicht nur zur Stärkung der Verdauung, sondern auch zur Behandlung von Erkältungskrankheiten und Hautproblemen sowie als Mittel gegen Vergiftungen. In der Klosterheilkunde wurden diese Indikationen im Allgemeinen beibehalten. Wieder einmal war es jedoch Hildegard von Bingen, die einen neuen Aspekt lieferte: Sie betonte – aus heutiger Sicht völlig zu Recht –, dass nur roh verzehrter Knoblauch seine Kräfte vollständig weitergäbe, und empfahl, ihn lediglich in geringen Mengen zu essen, »damit das Blut im Menschen nicht übermäßig erwärmt würde«.

HERKUNFT UND ANBAU: Der Knoblauch zählt zu den Lauchgewächsen (Alliaceen), die wiederum zur Familie der Liliengewächse (Liliaceen) gehören. Die Pflanze bevorzugt einen sonnigen und humusreichen Boden. Wahrscheinlich stammt der Knoblauch aus Zentral- und Ostasien, wird heute jedoch auf der ganzen Welt angebaut.

INHALTSSTOFFE: Die in der Heilkunde verwendete Knoblauchzehe enthält als Hauptwirkstoffe die schwefelhaltige Aminosäure Alliin, Saponine, Vitamine und Selen. Von besonderer Bedeutung ist das Alliin. Aus dieser geruchslosen Substanz entsteht beim Zerkleinern der Zehen das Allicin, das für den typischen Geruch des Knoblauchs verantwortlich ist. Die Inhaltsstoffe können Bakterien und Pilze bekämpfen (antibakterielle und atimykotische Wirkung). Außerdem verlängert Knoblauch die Gerinnungszeit des Blutes und trägt zur Senkung der Cholesterinwerte bei (um knapp 10 Prozent).

ANWENDUNGSGEBIETE: Wissenschaftlich anerkannt ist die Anwendung von Knoblauch bei erhöhten Blutfettwerten und zur Vorbeugung vor altersbedingten Gefäßveränderungen (Arterienverkalkung).

➤ In der Erfahrungsheilkunde verwendet man Knoblauch auch zur Vorbeugung und Behandlung von Magen-Darm-Erkrankungen, die durch Viren, Bakterien und Pilze verursacht werden. Auch die äußerliche Anwendung von Knoblauch bei Pilzen, Warzen und Herpes hat sich bewährt.

ANWENDUNGSFORM UND DOSIERUNG: Die medizinische Dosis liegt bei 4 g frischem Knoblauch, das entspricht etwa 2 bis 3 Zehen pro Tag.

➤ Alternativ ist Knoblauch auch als Pulver oder Dragees in Einsatz. Fertigpräparate sollten möglichst 2 g Knoblauchpulver als Tagesdosis enthalten.

Nebenwirkungen: Bei der Anwendung mit therapeutischer Dosierung wird der typische Knoblauchgeruch über Haut und Atem freigesetzt. Bisweilen kommt es zu leichten Magen-Darm-Beschwerden.

Gegenanzeigen sind nicht bekannt.

KNOBLAUCH BEI HAUTINFEKTIONEN

Wegen seiner antiviralen und antimykotischen Wirkung ist Knoblauch nicht nur zur innerlichen Anwendung, sondern auch bei Warzen, Herpes und Pilzen zum äußerlichen Einsatz geeignet. Dazu zerdrückt man die geschälte Knoblauchzehe und trägt den Brei direkt auf die betroffenen Stellen auf.

Kohl, Weißkohl

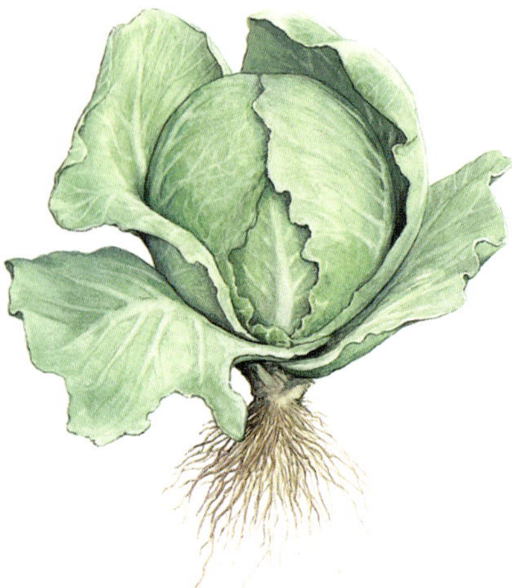

Bei kaum einer anderen Pflanze gehen die Begriffe Lebens- und Arzneimittel so ineinander über wie beim Kohl, vor allem beim Weißkohl. Die Griechen und Römer nutzten die Blätter des Kohls äußerlich als Wundverband bei Ödemen, Gicht und Karbunkeln, innerlich wurden sie gegen Bauchgrimmen und Durchfall angewendet. Auch bei den mittelalterlichen Autoren fand der Weißkohl immer wieder lobende Erwähnung. Sowohl innerlich wie äußerlich angewendet, sollte der Kohl die »schlechten Säfte« lösen, die nach damaliger Ansicht verantwortlich für Entzündungen waren. Damit eignete sich Kohl vor allem zur Heilung von Geschwüren und Schorf, außerdem empfahl sich sein Einsatz bei Würmern und Menstruationsbeschwerden. Lediglich Hildegard von Bingen äußerte sich kritisch über die verschiedenen Kohlarten. Sie riet nur gesunden Menschen, Kohl zu essen. Anleitungen für äußere Anwendungen sucht man bei ihr vergebens.

HERKUNFT UND ANBAU: Der zur Familie der Kreuzblütler (Brassicaceen) zählende Kohl zählt zu den ältesten Kulturpflanzen und gedeiht in Europa von den Mittelmeerküsten bis nach Irland. Als Arzneipflanze eignet sich besonders der Weißkohl mit seinen großen, saftreichen Blättern, der – wie alle Kohlsorten – vom Wildkohl abstammt.

INHALTSSTOFFE: Die in der Heilkunde verwendeten Blätter des Weißkohls enthalten Spurenelemente, Mineral- und Ballaststoffe sowie Vitamine (A, B-Komplex und C). Ein berühmter Inhaltsstoff ist der so genannte Anti-Ulkus-Faktor, der bei der Behandlung von Magengeschwüren eingesetzt wird. Wichtig sind auch Senfölglykoside, die – nimmt man Kohl in sehr großen Mengen zu sich – die Anreicherung von Jod in der Schilddrüse hemmen.

ANWENDUNGSGEBIETE: Zur medizinischen Verwendung des Kohls gibt es keine wissenschaftlich anerkannten Empfehlungen, obwohl es sich um eine wichtige Arzneipflanze in der Erfahrungsheilkunde handelt. Üblich ist eine Kur mit Weißkohlsaft, um den Heilungsprozess bei saurem Aufstoßen, Schleimhautentzündungen, Zwölffingerdarmgeschwüren und Magenleiden zu unterstützen. Äußerlich werden Kohlblätter zur Behandlung von entzündlichen Hauterkrankungen und bei Geschwüren, Gürtelrose, Röteln und anderen Ausschlägen verwendet.

ANWENDUNGSFORM UND DOSIERUNG: Bei einer Saftkur zur unterstützenden Behandlung von Magenleiden wird täglich insgesamt 1 Liter Frischpflanzenpresssaft portionsweise jeweils nach dem Essen über einen Zeitraum von 3 bis 6 Wochen getrunken.

➤ Bei entzündlichen Hauterkrankungen setzt man den Kohl für einen Umschlag ein, bei dem die Kohlblätter direkt auf die betroffenen Hautpartien aufgelegt werden.

Gegenanzeigen: Bei Schilddrüsenerkrankungen die Saftkur nur nach Absprache mit dem Arzt durchführen.

Nebenwirkungen: Bei innerlicher Anwendung können Blutungen auftreten.

KOHL-UMSCHLAG ZUR ENTZÜNDUNGSLINDERUNG

Die frischen Kohlblätter (nicht die äußeren) in lauwarmem Wasser waschen und trockentupfen. Die Mittelrippe herausschneiden und die Blätter mit einem Nudelholz flach walzen. Bei Ekzemen die Blätter auf die betroffene Hautpartie auflegen und mit einer Binde locker befestigen. Nach 30 Minuten die Hautpartie mit lauwarmem Kamillentee reinigen. Den Umschlag 2-mal täglich anwenden.

Königskerze

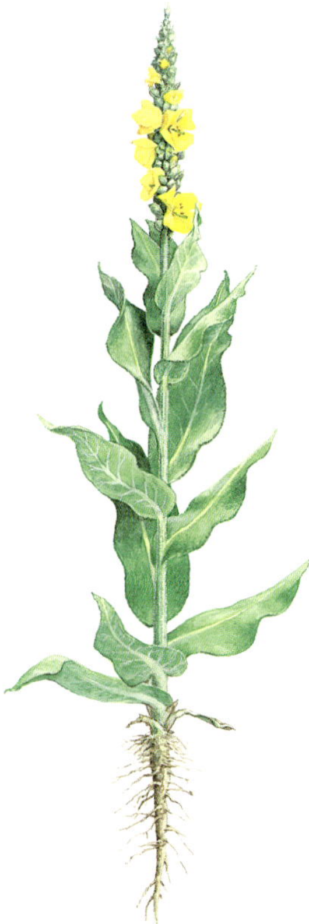

Mit der Königskerze und ihrer Wirkung befassten sich schon die großen Ärzte der Antike. Vermutlich forderte die Pflanze allein schon wegen ihres auffallenden Aussehens und ihrer besonderen Form zur arzneilichen Verwendung heraus. In den Rezeptsammlungen der Klosterheilkunde taucht die Königskerze allerdings eher selten auf. Offensichtlich war sie im Mittelalter stärker im Volksglauben verankert denn als Arzneipflanze. So sollte sie etwa Blitzeinschlag und andere Formen von Unheil abwehren und vor Krankheiten schützen. Wenn von ihr dennoch in den klösterlichen Schriften die Rede ist, wird meist von einem anderen medizinischen Gebrauch als in der Antike berichtet. So empfahl Hildegard von Bingen die Pflanze nicht nur gegen Heiserkeit und Brustschmerz, sondern lobte sie vor allem als anregendes Mittel: Man solle die Königskerze mit Fleisch, Fisch oder Küchlein essen, das stärke das Herz und mache es fröhlich.

HERKUNFT UND ANBAU: Die Großblütige Königskerze gehört zur Familie der Rachenblütler (Scrophulariaceen). Ihr Hauptverbreitungsgebiet ist Mitteleuropa, sie kommt aber auch in einigen Gegenden Südeuropas und Nordafrikas vor. Als Arzneipflanze wird sie vor allem in Ägypten, Bulgarien, Tschechien und der Slowakei angebaut.

INHALTSSTOFFE: Die in der Heilkunde verwendeten Blüten der Königskerze enthalten neben Flavonoiden und Iridoiden als wichtigste Wirkstoffe Schleimstoffe sowie Saponine. Die Schleimstoffe bewirken eine Reizlinderung der entzündeten Schleimhäute, während die Saponine Bronchialschleim lösen und entzündungshemmend wirken.

ANWENDUNGSGEBIETE: Wissenschaftlich anerkannt ist die Anwendung von Königskerzenblüten bei Katarrhen der oberen Atemwege.

➤ In der Erfahrungsheilkunde wird die Königskerze bis heute bei Hämorrhoiden und Durchfall eingesetzt. Darüber hinaus kommt sie bei rheumatischen Schmerzen, bei Ohrenbeschwerden (z. B. Mittelohrentzündung) und als harntreibendes Mittel zum Einsatz. Außerdem werden Auszüge als Bäder zur Behandlung von juckenden Hautkrankheiten verwendet.

ANWENDUNGSFORM UND DOSIERUNG: Bei Husten und Erkältungskrankheiten empfiehlt sich eine Teezubereitung. Die Tagesdosis beträgt 3 bis 4 g, wobei die Königskerzenblüten meist zur Verstärkung der Wirkung mit anderen Pflanzen in Hustentees kombiniert werden: Gut in die Teemischung passen etwa Huflattich, Anis, Eibisch-, Süßholz- oder Veilchenwurzel.

➤ Auch in Hustensäften und Hustentropfen werden Extrakte der Königskerzenblüten zusammen mit anderen Pflanzenauszügen kombiniert.

➤ In der Erfahrungsheilkunde wird gegen Ohrenbeschwerden das Öl eingesetzt: Dazu gibt man 1 Hand voll Königskerzenblüten mit 100 ml Olivenöl in eine Glasflasche. Die Flasche stellt man an einen besonders sonnigen und warmen Platz im Freien und schüttelt sie regelmäßig. Nach 3 bis 4 Wochen Einwirkzeit kann man das Öl abseihen, füllt es für eine lange Haltbarkeit in eine möglichst dunkle Flasche und kann es direkt verwenden. Wenige Tropfen auf einen Wattebausch träufeln, den man dann ins Ohr gibt.

Gegenanzeigen und Nebenwirkungen sind nicht bekannt.

KÖNIGSKERZENTEE ZUR HUSTENLINDERUNG

1 Esslöffel Königskerzenblüten mit 1 Tasse kochendem Wasser übergießen, 15 Minuten ziehen lassen und abseihen. Bei Husten mehrmals täglich 1 Tasse Königskerzentee trinken. Der Tee hat sich auch in der Kinderheilkunde bewährt: Kinder trinken zwischen den Mahlzeiten 1/4 bis 1/2 Tasse.

Koriander

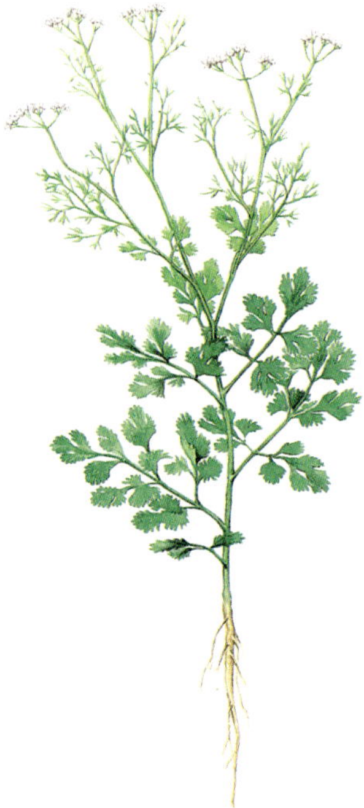

Der Koriander, der im Deutschen auch »Wanzenkraut« oder »Wanzendill« hieß, gehört zu den ältesten Kulturpflanzen. Er wird nicht nur im Alten Testament erwähnt, sondern auch in alten chinesischen und indischen Medizinbüchern sowie in ägyptischen Papyrusschriften. Korianderfrüchte fand man außerdem in Gräbern aus dem alten Ägypten. Bei den Römern war Koriander als Gewürz wie auch als Heilmittel gleichermaßen geschätzt. So empfahl ihn Plinius etwa zur Verwendung bei schlecht heilenden Wunden, Verbrennungen, Ohrenschmerzen und tränenden Augen. In der Klosterheilkunde war man hingegen der Ansicht, dass sein gekochter Saft, in größeren Mengen getrunken, tödlich sei. Diese Einschätzung lässt sich damit erklären, dass der Koriander in den frühen Schriften mit dem Schierling verwechselt wurde, der ebenfalls zu den Doldenblütlern gehört. Man setzte Koriander, allerdings nicht abgekocht, vor allem gegen »im Körper aufsteigende Dämpfe«, also heftiges Aufstoßen, ein. Im Volksglauben galt er wegen seines starken Dufts auch als dämonenabwehrend.

HERKUNFT UND ANBAU: Der Koriander gehört zur Familie der Doldenblütler (Apiaceen) und ist in Nordafrika und Vorderasien heimisch. Die Pflanze mit den weißen bis schwach rosafarbenen Blüten wird unter anderem in Marokko und Ägypten in Kulturen angebaut. Da sie viel Sonne zur Reife benötigt, ist ihr Anbau in unseren Breiten selten erfolgreich.

INHALTSSTOFFE: In der Heilkunde werden die vollständig ausgereiften Früchte des Korianders (im Volksmund auch Samen genannt) verwendet, die in unreifem Zustand unangenehm riechen. Im Gegensatz zu den meisten Doldenblütlern zerfallen die Korianderfrüchte nicht in Teilfrüchte. Ihre wichtigsten Inhaltsstoffe sind ätherisches Öl, fette Öle, Eiweiße und Kohlenhydrate. Sie haben eine krampflösende, entblähende und verdauungsfördernde Wirkung und hemmen das Wachstum von Bakterien und Pilzen.

ANWENDUNGSGEBIETE: Wissenschaftlich anerkannt ist die Anwendung von Korianderfrüchten bei Appetitlosigkeit und Verdauungsbeschwerden mit leichten krampfartigen Schmerzen, Völlegefühl und Blähungen.

ANWENDUNGSFORM UND DOSIERUNG: Bei Appetitlosigkeit und Verdauungsbeschwerden ist eine Teezubereitung aus den frisch zerdrückten Früchten hilfreich. Um eine optimale Wirkung zu erzielen, empfiehlt es sich, Koriander mit Kümmel- und Fenchelfrüchten zu kombinieren, die stärker krampflösend wirken.

- Als verdauungsförderndes Gewürz ist Koriander seit alters ein fester Bestandteil der orientalischen Küche.

Gegenanzeigen und Nebenwirkungen sind nicht bekannt.

TEEMISCHUNG ZUR VERDAUUNGSANREGUNG

Lassen Sie sich gegen Blähungen und Völlegefühl von Ihrem Apotheker eine Teemischung aus je 20 g Koriander-, Anis- und Fenchelfrüchten sowie 40 g Kümmelfrüchten zusammenstellen. 2 Teelöffel Teemischung im Mörser zerdrücken, mit 1 Tasse kochendem Wasser übergießen, zugedeckt 10 Minuten ziehen lassen und dann abseihen. Täglich 1- bis 3-mal 1 Tasse Tee schluckweise trinken.

Kümmel

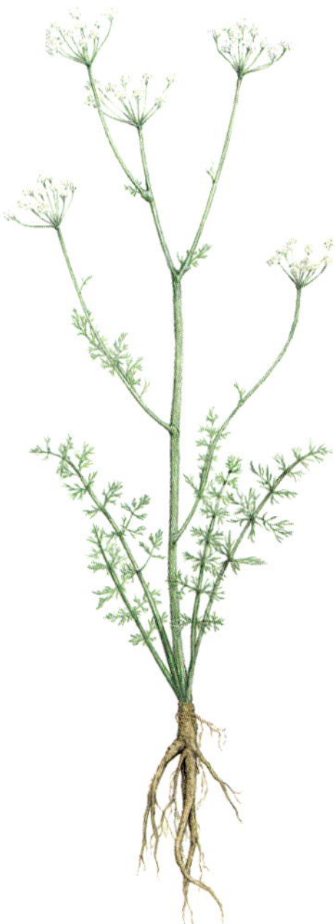

Während heute unter Kümmel (oder botanisch: »Carum carvi«) die Samen des Wiesenkümmels verstanden werden, bezog sich in der Antike der beinahe gleich lautende Name »kymion« auf den eng verwandten Kreuzkümmel. Die antiken Ärzte nutzten diese Kümmelsorte als Mittel gegen Nasenbluten, Oberbauch- und Atembeschwerden. In mittelalterlichen Texten wird nicht immer deutlich unterschieden, welche Kümmelsorte gemeint ist. Auch in den ›Capitulare de villis‹, den Verordnungen Karls des Großen für die Königsgüter, werden noch beide Kümmelarten aufgeführt. In der Klosterheilkunde galten Völlegefühl, Blähungen, Aufstoßen, Koliken und Erbrechen als seine Hauptanwendungsgebiete. Ein Arzneibuch aus dem 15. Jahrhundert empfahl die Pflanze all jenen, die zu schnell dick würden. Man beurteilte Kümmel als das stärkste verdauungsfördernde Gewächs unter den Doldenblütlern – eine Einschätzung, die die moderne Forschung bestätigt hat.

HERKUNFT UND ANBAU: Der zur Familie der Doldenblütler (Apiaceen) zählende Kümmel ist in Mitteleuropa heimisch. Man findet die Pflanze zwar häufig wild wachsend, für den arzneilichen Gebrauch wird sie aber in Kulturen beispielsweise in Deutschland, Polen und den Niederlanden angebaut.

INHALTSSTOFFE: Der Hauptwirkstoff der in der Heilkunde verwendeten Kümmelfrüchte ist das ätherische Öl, das bis zu 60 Prozent aus Carvon besteht. Die übrigen Inhaltsstoffe wie Kohlenhydrate, Monoterpene und Flavonoide spielen kaum eine Rolle. Das ätherische Öl regt die Magensaftsekretion an und hat einen entblähenden und krampflösenden Effekt auf Magen und Darm. Auch die Ausscheidung von Gallensaft wird durch das Öl angeregt, das zudem mit beachtlicher Wirkung Pilze bekämpfen kann.

ANWENDUNGSGEBIETE: Wissenschaftlich anerkannt ist die Anwendung von Kümmelfrüchten bei Verdauungsbeschwerden wie Völlegefühl, leichten Krämpfen im Magen-Darm-Bereich und Blähungen. Speziell gegen Blähungen gilt Kümmel als das wichtigste pflanzliche Heilmittel.

➤ In der Erfahrungsheilkunde kommen Kümmelfrüchte zum Einsatz, um bei stillenden Müttern die Milchbildung anzuregen. Außerdem sollen sie bei nervösen Herz- und Magenbeschwerden hilfreich sein.

➤ Darüber hinaus wird verdünntes Kümmelöl äußerlich zur Förderung der Durchblutung bei rheumatischen Beschwerden eingesetzt.

ANWENDUNGSFORM UND DOSIERUNG: Bei Blähungen und krampfartigen Magen-Darm-Beschwerden empfiehlt sich eine Teezubereitung. Dabei müssen die Kümmelfrüchte unmittelbar vor der Verwendung angestoßen oder zerdrückt werden, damit sich ihr ätherisches Öl im Wasser lösen kann. Eine genaue Tagesdosis muss nicht eingehalten werden. Kümmel ist auch in etlichen Magenmitteln enthalten.

➤ Zur Beseitigung von Mundgeruch kaut man einige Kümmelsamen. Es gibt aber auch Mundwässer, die Kümmel enthalten und zum Gurgeln oder Spülen verwendet werden können.

➤ Für den äußerlichen Gebrauch bei rheumatischen Schmerzen sind verschiedene Mittel mit Kümmelöl im Handel erhältlich. Damit werden die betroffenen Stellen 2- bis 3-mal täglich eingerieben.

Gegenanzeigen und Nebenwirkungen sind nicht bekannt.

KÜMMELTEE ZUR ENTBLÄHUNG

1 bis 2 Teelöffel Kümmelfrüchte im Mörser zerdrücken, mit 1 Tasse kochendem Wasser übergießen, zugedeckt 10 Minuten ziehen lassen und abseihen. Bei Magen-Darm-Beschwerden mit Blähungen oder Bauchschmerzen täglich 1- bis 3-mal 1 Tasse schluckweise trinken.

Kürbis

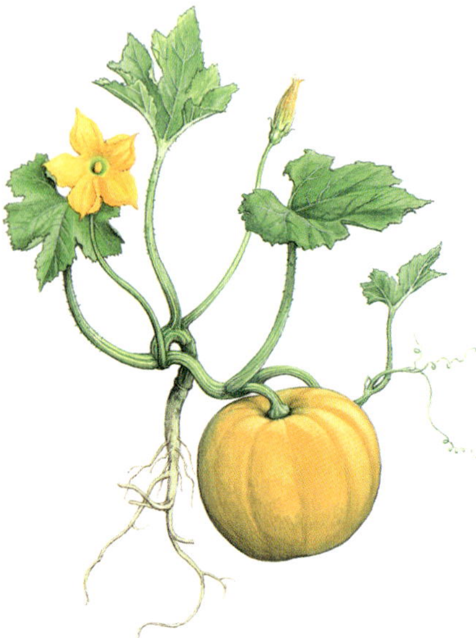

Der Kürbis, den die Heilkunde heute verwendet, kam erst durch Christoph Kolumbus in die Alte Welt. Jedoch wurde im Frankenreich bereits Anfang des 9. Jahrhunderts auf Anweisung Karls des Großen der Flaschenkürbis angebaut. Obwohl dieser einen festen Platz in den Kräuterbüchern des Mittelalters hatte, wurde er in der täglichen Praxis der Klosterheilkunde eher selten eingesetzt. Der Flaschenkürbis galt als probates Mittel gegen die »Hitze« innerer Organe, insbesondere der Leber, der Nieren und der Blase. Nach einem harntreibenden Rezept der Medizinschule von Salerno sollte man die Kerne von Melone, Gurke und Flaschenkürbis zu gleichen Teilen zerreiben und mit Rosen- oder Veilchenöl mischen.

HERKUNFT UND ANBAU: Der Gartenkürbis gehört zur Familie der Kürbisgewächse (Cucurbitaceen) und stammt ursprünglich aus Texas bzw. Mexiko. Bereits im 16. Jahrhundert wurde er überall an sonnigen Standorten in Europa angebaut. Als Arzneipflanze wird der Gartenkürbis vor allem aus Ungarn, Österreich und Mexiko eingeführt. Für die medizinische Verwendung hat sich eine spezielle Variante des Gartenkürbisses, der »Steirische Ölkürbis«, besonders bewährt.

INHALTSSTOFFE: Die in der Heilkunde verwendeten Kürbissamen und deren kalt gepresstes Öl enthalten fette Öle mit wertvollen Fettsäuren, Pflanzenhormone (Phytosterole), Vitamin E, Carotinoide, Magnesium und das Spurenelement Selen. Einzigartig ist die Aminosäure Cucurbitin, die aktiv gegen Eingeweidewürmer wirkt. Kürbissamen sind eine gesunde Delikatesse als Oxidationsschutz und Entzündungshemmer für die Zellen. Sie haben sich aber auch als Mittel bei Prostatahyperplasie (gutartige Prostatavergrößerung) bewährt, da die im Kürbissamen enthaltenen Phytosterole regulierend auf den Hormonspiegel wirken. Andere Inhaltsstoffe – vermutlich die essenzielle Fettsäure Linolensäure und Vitamin E – sind außerdem für die Stärkung der Blasenmuskulatur verantwortlich.

ANWENDUNGSGEBIETE: Wissenschaftlich anerkannt ist die Anwendung von Kürbissamen bei Reizblase und einer gutartigen Vergrößerung der Prostata, die häufig bei Männern um das fünfzigste Lebensjahr beginnt. Eine optimale Wirkung erreicht man in einem frühen Stadium der Prostatavergrößerung, in dem das Wasserlassen noch weitgehend beschwerdefrei ist.

➤ In der Erfahrungsheilkunde werden Kürbissamen auch gegen Bettnässen bei Kindern eingesetzt, wenn keine organischen Ursachen zugrunde liegen. Auch bei verzögertem Harnlassen, bei Harnstrahlschwächung, Restharngefühl und Inkontinenz empfiehlt die Erfahrungsheilkunde Kürbissamen. Darüber hinaus sollen sie bei der Bekämpfung von Eingeweidewürmern, vor allem Bandwürmern, hilfreich sein.

ANWENDUNGSFORM UND DOSIERUNG: Kürbissamen können auch als Granulat oder Kürbiskern-Extrakt eingenommen werden. Bei einer Anwendung als Kur beträgt die Tagesdosis der Samen 10 g.
Gegenanzeigen und Nebenwirkungen sind nicht bekannt.

KÜRBISSAMENKUR BEI REIZBLASE

Bei Reizblase oder Prostatabeschwerden 2 Esslöffel Kürbissamen jeweils morgens und abends zerkaut mit 1 Glas Wasser einnehmen. Für eine optimale Wirkung muss eine kurmäßige Behandlung mindestens 3 Monate durchgeführt werden. Kürbissamen gibt es auch als Granulat, das man z. B. sehr gut unter ein Müsli mischen kann.

Lavendel

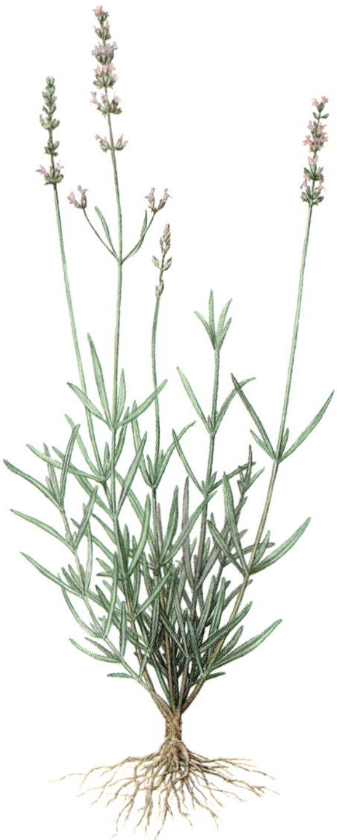

Obwohl der Lavendel eine Pflanze des Mittelmeerraums ist, wurde er von den antiken Autoren kaum beachtet. Die Entdeckung seiner Heilkräfte scheint ein Verdienst der Klostermedizin gewesen zu sein. Hildegard von Bingen erwähnte in ihrer ›Physica‹ unter dem Namen »Lavendula« den Echten Lavendel, riet jedoch von seiner innerlichen Anwendung ausdrücklich ab. Dafür rühmte sie seinen starken Duft und empfahl ihn gegen Läuse. In anderen kräuterkundlichen Schriften der Klosterheilkunde wurde Lavendel vor allem gegen Blähungen und zu starke Monatsblutung empfohlen, man kannte aber auch schon seine beruhigende und schmerzstillende Wirkung. Außerdem sollte Lavendel die Kleidung vor »unflätigen Tieren« bewahren – eine Erkenntnis, die bis heute Gültigkeit hat, denn nach wie vor hängt man Lavendelsträuße als Schutz vor Ungeziefer in die Kleiderschränke.

HERKUNFT UND ANBAU: Der zur Familie der Lippenblütler (Lamiaceen) zählende Lavendel stammt ursprünglich aus dem westlichen Mittelmeergebiet, wo er immer noch in großem Stil angebaut wird. Berühmt sind die Lavendelfelder der Provence in Frankreich, aber auch in Spanien und Südosteuropa gibt es große Kulturen.

INHALTSSTOFFE: Die in der Heilkunde verwendeten Lavendelblüten enthalten vor allem ätherisches Öl (darunter auch Campher). Außerdem besitzen sie milde Lamiaceen-Gerbstoffe (insbesondere Rosmarinsäure) sowie Cumarine und Flavonoide. Innerlich angewendet, wirkt Lavendel beruhigend und entblähend auf den Magen-Darm-Trakt und kann möglicherweise auch die Sekretion des Gallensafts erhöhen. Äußerlich angewendet, regt das Lavendelöl den Kreislauf an und fördert die Durchblutung.

ANWENDUNGSGEBIETE: Wissenschaftlich anerkannt ist die innerliche Anwendung von Lavendelblüten bei Einschlafstörungen und Nervosität sowie bei funktionellen Oberbauchbeschwerden, Reizmagen, Blähungen und nervösen Darmbeschwerden. Als Badezusatz ist Lavendel auch zur äußerlichen Behandlung von funktionellen Kreislaufstörungen anerkannt.

➤ In der Erfahrungsheilkunde werden Lavendelblüten darüber hinaus zur innerlichen Anwendung als krampflösendes Mittel sowie zur Entwässerung eingesetzt. Zur äußerlichen Anwendung wird Lavendel zur Schlafförderung und zur Behandlung von Wunden empfohlen.

ANWENDUNGSFORM UND DOSIERUNG: Bei nervösen Unruhezuständen und Schlafstörungen sind Teezubereitungen die gebräuchlichsten Anwendungen. Die Tagesdosis beträgt 3 bis 5 g.

➤ Als Alternative zum Tee kann man auch 1 bis 4 Tropfen Lavendelöl auf 1 Stück Würfelzucker einnehmen. Bei Einschlafstörungen reicht es manchmal schon, 1 Tropfen Lavendelöl auf das Kopfkissen zu geben. Außerdem werden Schlafkissen mit Lavendelblüten gefüllt.

➤ Bei Einschlafproblemen von Kleinkindern hat es sich bewährt, ein Stoffsäckchen mit Lavendelblüten in der Nähe des Bettchens aufzuhängen.

➤ Bei einem Lavendelbad kann man sich nicht nur den beruhigenden Effekt der Heilpflanze zunutze machen; das Bad kann genauso gut belebend bei Kreislaufstörungen oder heilungsfördernd bei Hautproblemen wirken.
Gegenanzeigen und Nebenwirkungen sind nicht bekannt.

LAVENDELTEE ZUR BERUHIGUNG

2 Teelöffel Lavendelblüten mit 1 Tasse heißem Wasser übergießen, 5 Minuten ziehen lassen und abseihen. Bei Nervosität und Schlafstörungen vor dem Schlafengehen 2 Tassen trinken. Um die beruhigende Wirkung des Tees zu verstärken, ist eine Kombination mit Baldriantee sinnvoll.

Lein

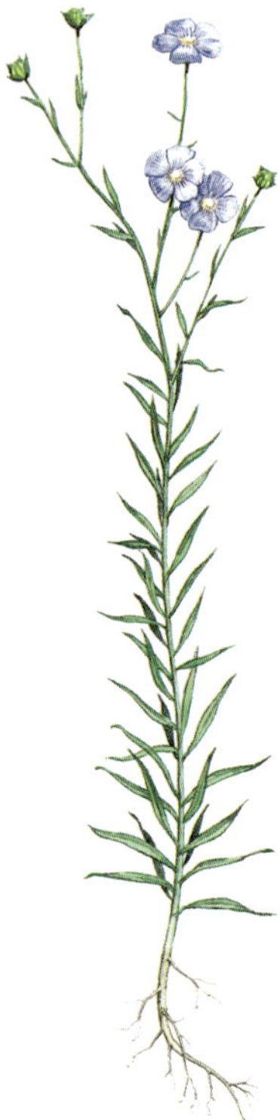

Schon etwa 3000 v. Chr. wurde der Lein, auch als Flachs bekannt, als Nahrungsmittel in Ägypten angebaut, und ungefähr 1000 Jahre später entwickelten die Menschen am Nil die Leinweberei. So wurde eine der ältesten Kulturpflanzen wohl zunächst zur Herstellung von Geweben genutzt, bevor man ihre heilenden Eigenschaften erkannte. Von den antiken Ärzten erwähnte Dioskurides die medizinischen Qualitäten des Leinsamens und empfahl ihn innerlich wie äußerlich zur »Erweichung von Geschwüren«, als Umschlag zur Linderung von Sonnenbrand, gegen Husten, als Abführmittel und als Sitzbad bei Gebärmutterentzündungen. Im Mittelalter stand in den Texten Hildegards von Bingen der äußerliche Einsatz bei Brustkrankheiten und Wunden ganz im Vordergrund. Im 16. Jahrhundert besann man sich auch wieder auf die antiken Anwendungen.

HERKUNFT UND ANBAU: Der Echte Lein (Flachs) gehört zur Familie der Leingewächse (Linaceen) und wird weltweit nur in Kulturen angebaut. Die wichtigsten Anbauländer sind Argentinien, Belgien, Marokko, Indien und Ungarn. Bei der Entwicklung der Pflanze entsteht eine rundliche Kapsel, die etwa zehn flache Samen enthält, die im reifen Zustand geerntet werden.

INHALTSSTOFFE: Die in der Heilkunde verwendeten reifen Samen des Leins enthalten schwer verdauliche Schleimstoffe (Polysaccharide), Zellulose, Proteine, fettes Öl (30 bis 45 Prozent) und Lignane. 100 g der Schleimstoffe in der Samenschale können bis zu 3 Liter Wasser binden, weshalb Leinsamen in erster Linie ein Füllstoffmittel ist. Klinische Studien lassen vermuten, dass der Verzehr von Leinsamen vor Darm- und Brustkrebs schützt.

ANWENDUNGSGEBIETE: Wissenschaftlich anerkannt ist die innerliche Anwendung von Leinsamen bei Reizdarm, Verstopfung und Magenschleimhautentzündung sowie die äußerliche Anwendung bei Entzündungen der Haut, Furunkeln und Geschwüren.

➤ In der Erfahrungsheilkunde wird der Schleim innerlich bei Gastritis sowie Magen- und Zwölffingerdarmgeschwüren angewendet. Äußerlich kommt er bei Schmerzen, Rheuma, Blasen- und Nierenleiden zum Einsatz.

ANWENDUNGSFORM UND DOSIERUNG: Bei Verstopfung oder Durchfall empfiehlt sich zur Darmregulierung eine Leinsamenkur.

➤ Schleimzubereitungen mit Leinsamen wirken beruhigend auf die entzündeten Schleimhäute bei Reizmagen sowie Magen- und Zwölffingerdarmgeschwüren. Im Gegensatz zur Verstopfung wird in diesen Fällen geschroteter oder zerkleinerter Leinsamen genommen und abgekocht: Für eine optimale Wirkung täglich 2- bis 3-mal 2 bis 3 Esslöffel warm einnehmen.

➤ Für die äußerliche Anwendung bei Schmerzen, Nieren- und Blasenleiden wird mit heißen Auflagen gearbeitet: 50 g gequetschten Leinsamen in ein Leinsäckchen geben, 10 Minuten in heißes Wasser hängen, leicht ausdrücken und sehr warm auflegen.

Gegenanzeigen: Nicht anwenden bei drohendem oder bereits bestehendem Darmverschluss oder bei einer Verengung der Speiseröhre.
Nebenwirkungen sind nicht bekannt.

LEINSAMENKUR ZUR DARMREGULIERUNG

Bei Verstopfung täglich 2- bis 3-mal 1 bis 2 Esslöffel frisch angequetschte Leinsamen zusammen mit 1 bis 2 Gläsern Flüssigkeit (am besten Wasser) einnehmen. Während der Therapie sollten unbedingt 1 1/2 bis 2 Liter Flüssigkeit getrunken werden, da sich bei zu geringer Flüssigkeitszufuhr die Beschwerden noch verstärken können.

Liebstöckel

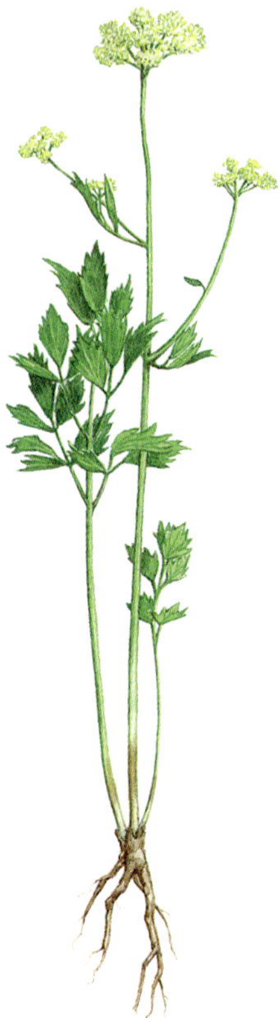

Auch wenn man den Liebstöckel heute vorwiegend als Küchenkraut kennt, ist er doch eine alte und immer noch aktuelle Arzneipflanze. Vermutlich gelangte er mit den Römern über die Alpen nach Mitteleuropa. Allerdings wurde der Liebstöckel nicht als Aphrodisiakum verwendet, wie man vielleicht wegen seines Namens vermuten könnte. Vielmehr setzte die Klosterheilkunde die Pflanze als Arzneimittel bei Verdauungsschwäche und Erkältungen ein. Hildegard von Bingen empfahl Liebstöckel bei Schmerzen der Halsdrüsen und gegen Husten. Das Liebstöckelkraut nutzte man auch zur Hautpflege. In mehreren Schriften heißt es, dass ein Wasserbad mit dem Kraut die Poren öffne und den Schweiß herausziehe. Die Wurzel galt, getrocknet und pulverisiert, als Ersatz für den in früheren Zeiten teuren Pfeffer.

HERKUNFT UND ANBAU: Der Liebstöckel gehört zur Familie der Doldenblütler (Apiaceen). Ursprünglich war die ausdauernde Pflanze in Südeuropa, West- und Kleinasien heimisch. Seit dem Mittelalter wird sie in ganz Europa angebaut und wurde später auch nach Nordamerika gebracht. Selten findet man sie bei uns in freier Natur als Folge einer Verwilderung aus dem Anbau in Kulturen. Für den arzneilichen Gebrauch wird Liebstöckel aus Polen, den Niederlanden und einigen Balkanländern eingeführt.

INHALTSSTOFFE: In der Heilkunde wird nur noch die Liebstöckelwurzel verwendet, mit dem würzigen Kraut aromatisiert man lediglich Tees und Magenbitter. Der wichtigste Inhaltsstoff der Wurzel ist das ätherische Öl, das eine harntreibende und entwässernde Wirkung hat und leichte krampfartige

Schmerzen im Magen-Darm-Trakt lindert. Da die Wurzeln wasseranziehend (hygroskopisch) sind und ihre Aromastoffe leicht verlieren, ist es besonders wichtig, sie gut verschlossen aufzubewahren.

ANWENDUNGSGEBIETE: Wissenschaftlich anerkannt ist die Anwendung der Liebstöckelwurzel zur Durchspülungstherapie bei entzündlichen Erkrankungen der Harnwege und zur Vorbeugung von Nierengrieß.

➤ In der Erfahrungsheilkunde nutzt man Liebstöckel zudem bei Verdauungsbeschwerden (Aufstoßen, Sodbrennen und Völlegefühl) sowie als schleimlösendes Mittel bei Katarrhen der Atemwege. Auch als Bestandteil von Blutreinigungstees wird Liebstöckel eingesetzt.

ANWENDUNGSFORM UND DOSIERUNG: Zur Durchspülungstherapie trinkt man Teezubereitungen aus der Liebstöckelwurzel. Die Tagesdosis beträgt 4 bis 8 g. Um einen optimalen Durchspülungseffekt zu erzielen, sollte man zu dem Tee viel Wasser trinken.

Gegenanzeigen: Nicht anwenden bei Entzündungen der Nieren oder eingeschränkter Nierentätigkeit sowie während der Schwangerschaft.

Nebenwirkungen: Bei längerer Anwendung von Liebstöckeltee kann es zu Lichtempfindlichkeit kommen.

LIEBSTÖCKELTEE ZUR DURCHSPÜLUNG

Bei Nierensteinleiden, Blasenentzündung und Reizblase 1 bis 2 Teelöffel zerkleinerte Liebstöckelwurzel mit 1 Tasse kochendem Wasser übergießen, zugedeckt 15 Minuten ziehen lassen und abseihen. Zur Unterstützung der Durchspülung zu jeder Tasse Tee 1 Glas Wasser trinken!

Linde

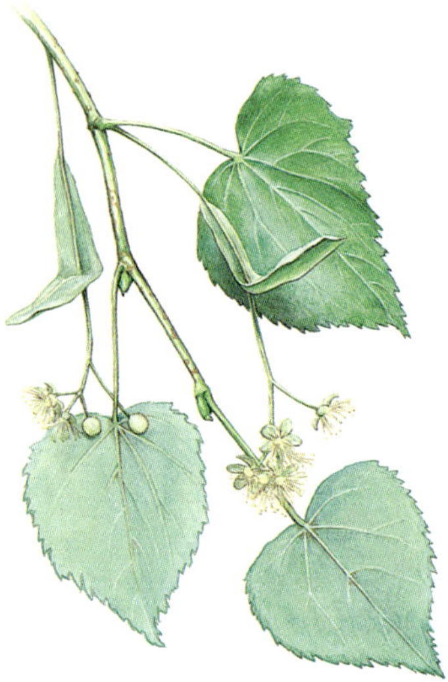

Zur arzneilichen Verwendung der Linde finden sich nur wenige schriftliche Überlieferungen aus Antike und Mittelalter. Eine Ausnahme ist Hildegard von Bingen, die in den Wurzeln und dem Holz des Baumes die eigentlichen Heilkräfte vermutete, wobei sie dem Holz geradezu magische Kräfte zuschrieb. So empfahl sie die verschiedenen Pflanzenteile nicht nur als Mittel gegen Gicht; ein Ring aus Lindenholz sollte ihrer Ansicht nach vor vielen gefährlichen Krankheiten schützen. Von einer harntreibenden Wirkung der Lindenblätter ist erstmals in Quellen des ausgehenden Mittelalters die Rede. Erstaunlich spät, nämlich erst im 18. Jahrhundert, wurden die heute favorisierten Lindenblüten als Arzneimittel entdeckt.

HERKUNFT UND ANBAU: Man unterscheidet zwei verschiedene Arten, die Winter- und die Sommerlinde, die beide zur Familie der Lindengewächse (Tiliaceen) gehören. Im Gegensatz zur Sommer- hat die Winterlinde reichere Blüten und kleinere Blätter, die auch nicht die für die Sommerlinde typischen weißen Haarbüschel aufweisen. Linden wachsen in fast ganz Europa, Kleinasien und China in sommerwarmen Laubmischwäldern.

INHALTSSTOFFE: Die in der Heilkunde verwendeten Blütenstände beider Lindenarten (einschließlich des pergamentartigen Hochblatts) enthalten ätherisches Öl, Flavonoide sowie Schleim- und Gerbstoffe. Die Kombination der Inhaltsstoffe sorgt für einen schweißtreibenden Effekt. Aufgrund des Schleim- und Gerbstoffgehalts wirken Lindenblüten außerdem reizlindernd und auswurffördernd, erleichtern also das Abhusten. Darüber hinaus sollen sie die körpereigenen Abwehrkräfte aktivieren.

ANWENDUNGSGEBIETE: Wissenschaftlich anerkannt ist die Anwendung von Lindenblüten für Schwitzkuren. Untersuchungen zufolge verdoppelt sich nahezu die Schweißmenge, wenn man Lindenblütentee getrunken hat. Lindenblüten sind darüber hinaus zur Vorbeugung von Erkältungskrankheiten und zur Behandlung von trockenem Reizhusten geeignet.

➤ In der Erfahrungsheilkunde werden Lindenblüten auch bei Blasen- und Nierenleiden eingesetzt. Außerdem dienen sie mitunter zur Beruhigung bei nervösen Unruhezuständen.

ANWENDUNGSFORM UND DOSIERUNG: Eine Teezubereitung mit Lindenblüten zur Behandlung, aber auch bereits zur Vorbeugung von Husten, Schnupfen und fiebriger Erkältung ist die gebräuchlichste Anwendung. Die Tagesdosis beträgt 2 bis 4 g.

➤ Für eine Schwitzkur werden 1 bis 2 Tassen Tee eingenommen. Anschließend führt man dem Körper zusätzliche Wärme zu, indem man sich ins Bett legt, mit mehreren Decken zudeckt oder bei ausreichend stabilem Kreislauf vorher ein warmes Bad nimmt.

Gegenanzeigen und Nebenwirkungen sind nicht bekannt.

LINDENBLÜTENTEE FÜR EINE SCHWITZKUR

2 Teelöffel Lindenblüten mit 1/2 Liter kochendem Wasser übergießen, 10 Minuten ziehen lassen und dann abseihen. Den Tee als Schwitzkur bei Schnupfen, Husten und fiebriger Erkältung mehrmals am Tag so heiß, wie man ihn verträgt, möglichst rasch zu sich nehmen. Danach sollte man sich ins Bett liegen und so lange zugedeckt liegen bleiben, bis man deutlich schwitzt.

Löwenzahn

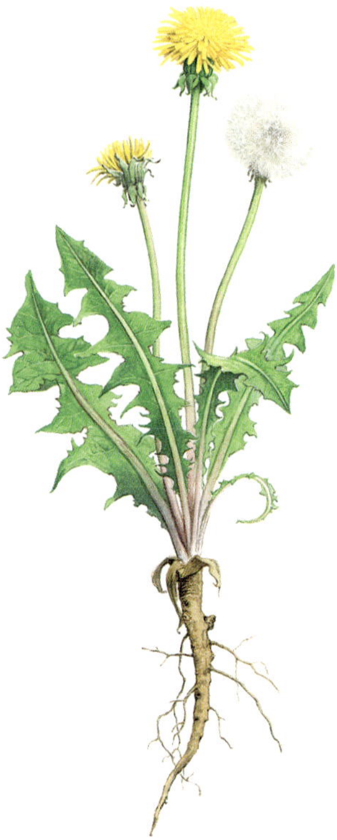

Die mittelalterliche Frühlingswiese war wohl nicht von gelben Löwenzahnblüten übersät. Zumindest schweigen sich die alten Texte darüber gänzlich aus. Fast scheint es so, als hätte es den Löwenzahn damals in Europa noch nicht gegeben. Seine Geschichte als Heilpflanze lässt sich in den arabischen Raum zurückverfolgen: Der botanische Name »Taraxacum«, der heute in der Wissenschaft gültig ist, findet sich bereits in der lateinischen Übersetzung eines medizinischen Grundlagenwerks aus dem 11. Jahrhundert, dem ›Canon medicinae‹ des arabischen Arztes Avicenna. »Taraxacum« wurde möglicherweise aus den arabischen Wörtern »tarak« und «sahha« gebildet, was so viel wie »pissen lassen« bedeutet. Tatsächlich wird Löwenzahn heute vor allem als abführendes und entwässerndes Mittel zur Entschlackung eingesetzt. Erst im späten Mittelalter tauchte die Pflanze dann in den deutschsprachigen Kräuterbüchern auf, wo sie zur Behandlung von Fieber, Durchfall, Gallen- und Leberleiden sowie Seitenstechen empfohlen wurde.

HERKUNFT UND ANBAU: Der Löwenzahn gehört zur Familie der Korbblütler (Asteraceen) und wächst in allen gemäßigten Gebieten der Nordhalbkugel. Man findet ihn auf Wiesen und Weiden, in Gärten und Parkanlagen. Für den arzneilichen Gebrauch wird Löwenzahn aus Bulgarien, Rumänien, Ungarn, Polen und den Ländern des ehemaligen Jugoslawien importiert.

INHALTSSTOFFE: In der Heilkunde werden alle Pflanzenteile des Löwenzahns verwendet, wobei Wurzel und Kraut besonders reich an Inhaltsstoffen sind. Das Kraut enthält Sesquiterpen-Bitterstoffe, Flavonoide, Aminosäuren, Mineralstoffe und Spurenelemente wie Zink und Kupfer. Die Wurzel enthält zudem außergewöhnlich große Mengen an Kalium, Kohlenhydrate, Carotinoide, Vitamin C und E sowie einen Vitamin-B-Komplex. Löwenzahn wirkt galletreibend, entwässernd, nierenanregend und leicht abführend.

ANWENDUNGSGEBIETE: Wissenschaftlich anerkannt ist die Anwendung von Löwenzahnwurzel und -kraut bei Appetitlosigkeit und Verdauungsbeschwerden sowie zur Förderung des Gallenflusses.

- Die Erfahrungsheilkunde wendet den Löwenzahn als entschlackendes Mittel bei Frühjahrs- und Herbstkuren sowie zur unterstützenden Behandlung von Rheuma und Gicht an.

ANWENDUNGSFORM UND DOSIERUNG: Zur Anregung der Verdauung, aber auch bei Entwässerungskuren sind Teezubereitungen mit Löwenzahnkraut (samt Wurzel) die gebräuchlichste Anwendung. Die Tagesdosis beträgt 3 bis 4 g. Löwenzahn ist darüber hinaus als Frischpflanzenpresssaft erhältlich und auch Bestandteil so genannter »Blutreinigungstees« und vieler Präparate aus der Gruppe der Gallenwegstherapeutika, Magen- und Darmmittel.
Gegenanzeigen: Liegt eine Entzündung der Galle, ein Gallensteinleiden oder ein Gallengangs- oder Darmverschluss vor, sollte man die Anwendung vorher mit dem Arzt abklären.
Nebenwirkungen: Bei frischen Pflanzen kommen ganz selten Kontaktallergien durch den Milchsaft vor. Sehr empfindliche Personen reagieren auf Löwenzahntee oder -saft mit saurem Aufstoßen.

LÖWENZAHNTEE ZUR VERDAUUNGSANREGUNG

Bei Verdauungsbeschwerden und zum leichten Entwässern 2 Teelöffel Löwenzahnkraut und -wurzel mit 1 Tasse Wasser übergießen, kurz aufkochen, 10 Minuten ziehen lassen und abseihen. Täglich 2- bis 3-mal 1 Tasse vor dem Essen trinken und je 1 Glas Wasser nachtrinken.

Malve

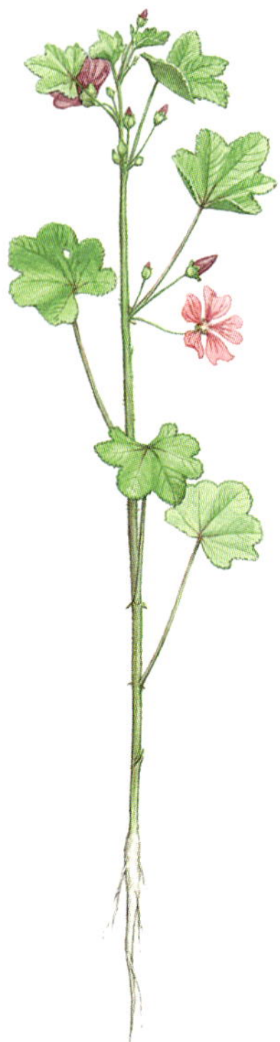

Die Malve, die in Südeuropa zu den ältesten Nutzpflanzen gehört, war bereits im Altertum ein geschätztes Heilmittel. Die antiken Ärzte verwendeten den Pflanzenschleim als inneren Schutz gegen Gifte und setzten die Blätter als Umschlag zur Behandlung von Wunden ein. Für Plinius galt die Malve als Aphrodisiakum, außerdem sprach er ihr eine geburtsfördernde Wirkung zu, wenn die Gebärende ein Blatt der Pflanze unterlegte. Im Mittelalter wurde der Name der Malve als eine Verbindung der lateinischen Wörter »mollire« (erweichen) und »alvus« (Bauch) erklärt, was auf eine Verwendung der Pflanze als Abführmittel hinweist. Dazu bereitete man die frischen oberirdischen Teile als Gemüse zu. Darüber hinaus versprach man sich von der Malve bei Schwindsucht, Fieber und Augengeschwüren Heilung.

HERKUNFT UND ANBAU: Als Heilpflanzen gelten die kleinere, rosa bis weiß blühende Weg-Malve *(Malva neglecta)* und die Wilde Malve *(Malva sylvestris)* mit dunkelvioletten bis weißen Blüten. Sie gehören zur Familie der Malvengewächse (Malvaceen) und sind in den subtropischen und gemäßigten Zonen verbreitet. Beide Arten bevorzugen trockene, kalkhaltige und stickstoffreiche Böden. Für den arzneilichen Gebrauch werden die Malven, die von Juni bis August geerntet werden, aus Bulgarien, Albanien und Marokko importiert.

INHALTSSTOFFE: Die in der Heilkunde verwendeten Blüten und Blätter der Wilden Malve und der Blätter der Weg-Malve enthalten Schleimstoffe als wichtigste Wirkstoffe. Diese legen sich gleich einem Schutzfilm auf die gereizte und entzündete Schleimhaut von Rachen und Hals und lindern so Hustenreiz und Halsschmerzen. Vor allem in den Blättern sind auch Gerbstoffe enthalten, die für die leicht zusammenziehende (adstringierende) Wirkung der Malvenblüten und -blätter verantwortlich sind.

ANWENDUNGSGEBIETE: Wissenschaftlich anerkannt ist die Anwendung von Malvenblättern bei Schleimhautreizungen im Mund- und Rachenraum und damit verbundenem Reizhusten. Als mildes Adstringens werden sie auch bei Angina eingesetzt.

➤ In der Erfahrungsheilkunde hat sich Malve innerlich bei Durchfall und Reizmagen sowie äußerlich zur Wundbehandlung bewährt.

ANWENDUNGSFORM UND DOSIERUNG: Malvenblätter und -blüten werden als Tee zubereitet, der lauwarm bei Schleimhautreizungen im Mund- und Rachenraum zum Gurgeln und Spülen verwendet wird. Malventee selbst empfiehlt sich auch bei Magen-Darm-Beschwerden. Die Tagesdosis der Blätter und Blüten beträgt jeweils 5 g.

➤ Als Hustentee geeignet ist auch eine Mischung aus gleichen Teilen Malve und Schlüsselblumenwurzel (siehe Seite 118). Diese mild wirkende Teemischung ist auch für die Behandlung von Kindern sehr gut geeignet.

Gegenanzeigen und Nebenwirkungen sind nicht bekannt.

MALVENTEE ZUR REIZLINDERUNG

1 Esslöffel Malvenblüten und 2 Esslöffel -blätter in 1 Tasse kaltes Wasser geben, 1 Stunde ziehen lassen, kurz erwärmen und abseihen. Bei Entzündungen im Mund- und Rachenraum mehrmals täglich gurgeln. Bei Magenbeschwerden oder Husten mehrmals täglich 1 Tasse trinken.

Mariendistel

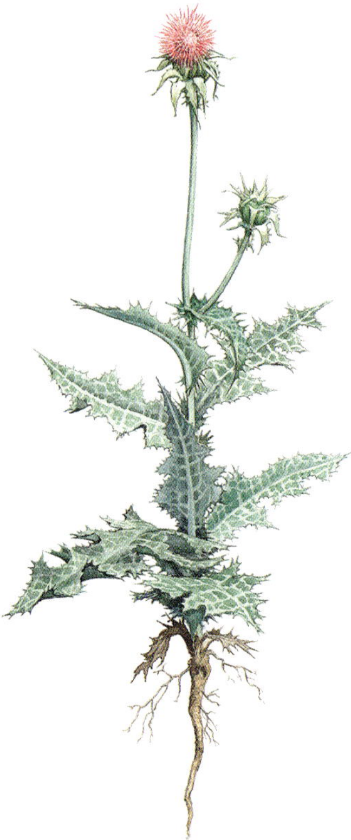

Die schon den antiken Medizinern vertraute Mariendistel wurde von Benediktinern über die Alpen gebracht und hatte bald einen festen Platz im klösterlichen Arzneimittelschatz. Ihren Namen erhielt die Pflanze wegen ihrer milchweißen Streifen, die einer Legende zufolge von der Milch der heiligen Maria stammen: Beim Stillen des Jesuskinds sollen einige Milchtropfen auf die Blätter gefallen sein. Hildegard von Bingen empfahl die Mariendistel, deren Wurzel als entwässernd und milchfördernd galt, bei Seitenstechen, womit früher meist Lungen- oder Rippenfellentzündung gemeint war. Wichtiges Prinzip für die Anwendung der Pflanze war zweifellos die Signaturenlehre, die auf dem Analogieschluss beruhte, dass Ähnliches durch Ähnliches geheilt werde, dass also die stechende Distel das Stechen im Leib heilen könne. Auch wenn man bereits im 15. Jahrhundert erkannte, dass die Mariendistel besonders bei Vergiftungen heilend wirkte, kam man auf diese Indikation erst wieder im 18. Jahrhundert zurück. Seither wird die Pflanze vorwiegend als Mittel bei Lebererkrankungen verwendet.

HERKUNFT UND ANBAU: Die Mariendistel gehört zur Familie der Korbblütler (Asteraceen) und ist in Südeuropa, Südrussland, Nordafrika und Kleinasien heimisch. Hierzulande wird sie in erster Linie kultiviert, wächst aber auch wild an warmen und trockenen Standorten.

INHALTSSTOFFE: Die in der Heilkunde verwendeten Früchte der Mariendistel enthalten den wichtigsten Wirkstoff, das Silymarin – ein Gemisch aus hauptsächlich drei Flavonoiden –, darüber hinaus Bitterstoffe, ätherisches Öl und Vitamin E. Silymarin schützt die Leber vor Giften, indem es deren

Abbau fördert, die Reparaturmechanismen in den Leberzellen aktiviert und die Bildung von neuen Leberzellen anregt. Dabei verändert es die Zellmembran der Leberzellen so, dass die Gifte nicht in das Innere eindringen können. Möglicherweise stimuliert es auch den Cholesterinstoffwechsel.

ANWENDUNGSGEBIETE: Wissenschaftlich anerkannt ist die Anwendung von standardisierten Zubereitungen der Mariendistelfrüchte bei chronisch-entzündlichen Lebererkrankungen (z. B. bei Hepatitis) und degenerativen Prozessen wie Leberzirrhose. Außerdem lindert die Mariendistel in jeder Zubereitungsform Verdauungsbeschwerden.

➤ Selbst bei einer lebensgefährlichen Vergiftung durch den Grünen Knollenblätterpilz kann der Extrakt aus der Mariendistel als intravenöse Infusion die Lebergifte des Pilzes schneller abbauen und so den Zelltod verhindern.

ANWENDUNGSFORM UND DOSIERUNG: Ein Tee aus Mariendistelfrüchten lindert zwar Verdauungs- und Gallenblasebeschwerden, aber die leberregenerierende und -schützende Wirkung ist nur für die hoch dosierten Extrakte belegt. Die Tagesdosis der Extrakte liegt anfangs bei 400 mg, im weiteren Verlauf der Behandlung bei 200 mg.
Gegenanzeigen und Nebenwirkungen sind nicht bekannt.

MARIENDISTELTEE FÜR EINE LEBERKUR

Der Tee aus den Früchten der Mariendistel schmeckt fettig, daher empfiehlt sich eine Mischung mit Fenchelfrüchten. 2 Teelöffel Mariendistelfrüchte und 1/2 Teelöffel Fenchelfrüchte im Mörser zerdrücken, mit 1/8 Liter heißem Wasser übergießen, zugedeckt 10 Minuten ziehen lassen und abseihen. Nach dem Essen 3-mal täglich 1 Tasse trinken.

Melisse

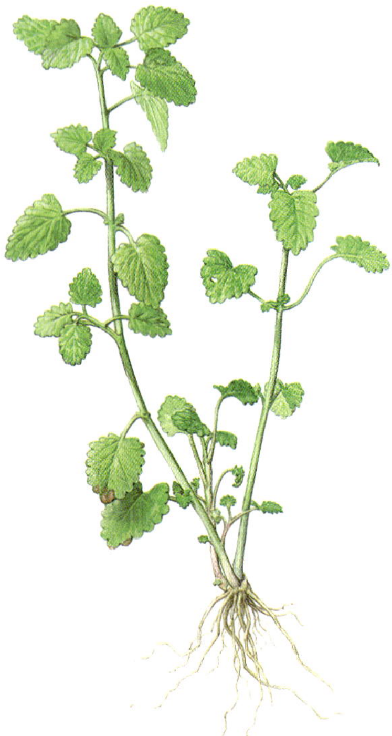

Die Melisse, die viele für die wichtigste Pflanze der Klosterheilkunde halten, fehlt erstaunlicherweise in den frühen arzneikundlichen Werken. Das ›Lorscher Arzneibuch‹ aus der Zeit Karls des Großen erwähnt die Melisse mit keinem Wort, obwohl dort insgesamt über 500 Pflanzen aufgeführt werden. Auch in anderen bekannten Rezeptsammlungen und kräuterkundlichen Schriften sucht man sie vergebens. Vermutlich kam die Melisse erst im 10. oder 11. Jahrhundert mit den Arabern nach Europa und wurde dort vor allem in den Klostergärten angebaut. Hildegard von Bingen lobte die Melisse, weil sie »das Herz fröhlich mache«. Von der beruhigenden Kraft der Melisse war die Äbtissin so angetan, dass sie die Überzeugung vertrat, die Pflanze »trage die Kräfte 15 anderer Kräuter in sich«.

HERKUNFT UND ANBAU: Als Arzneipflanze nutzt man bei uns vorwiegend die Zitronenmelisse, in der Schweiz oft die Goldmelisse. Beide gehören zur Familie der Lippenblütler (Lamiaceen) und stammen aus Westasien und dem östlichen Mittelmeerraum. In Mitteleuropa wächst die Melisse nicht wild, sondern wird in Kulturen unter anderem in Süddeutschland, Spanien und Südfrankreich sowie in mehreren Ländern Osteuropas angebaut.

INHALTSSTOFFE: Die in der Heilkunde verwendeten Melissenblätter enthalten als wichtigsten Inhaltsstoff das ätherische Öl mit den Hauptbestandteilen Citronellal und Citral. Leider ist das Öl nur in sehr geringen Mengen (0,05 bis 0,8 Prozent) in den Blättern vorhanden, weshalb Melissenöl recht teuer ist. Außerdem besitzt die Melisse milde Gerbstoffe, Bitterstoffe und Flavonoide. Sie hat eine krampflösende und beruhigende Wirkung sowie einen schwach bakterien- und virenhemmenden Effekt.

ANWENDUNGSGEBIETE: Wissenschaftlich anerkannt ist die Anwendung von Melisse bei Verdauungsbeschwerden, die nicht durch organische Krankheiten hervorgerufen sind, und bei nervös bedingten Einschlafstörungen.
➤ In der Erfahrungsheilkunde werden Melissenblätter auch bei nervösen Herzbeschwerden und Leber- und Gallenleiden empfohlen. Die beruhigende und schlaffördernde Wirkung des Melissenöls – oder alternativ des billigeren indischen Melissenöls (Citronellöl) – nutzt man außerdem in Badezusätzen und Salben. Gern wird der Melissen-Extrakt auch zur Behandlung von Herpes labealis (Lippenherpes) genutzt.

ANWENDUNGSFORM UND DOSIERUNG: Um die beruhigende Wirkung der Melisse zu nutzen, sind Teezubereitungen die gebräuchlichste Anwendung. Die Tagesdosis beträgt 4 g.
➤ Melissenblätter werden ebenfalls in Form von Frischpflanzenpresssaft angeboten, von dem man 2 bis 4 Esslöffel täglich einnimmt.
➤ Melissenblätter können auch für ein Vollbad verwendet werden: 50 bis 60 g Melissenblätter in 1 Liter Wasser zum Kochen bringen, 10 Minuten ziehen lassen und abseihen. Den Sud ins 38 °C warme Badewasser geben. Gegenanzeigen und Nebenwirkungen sind nicht bekannt.

MELISSENTEE ZUR BERUHIGUNG

Bei Magen-Darm-Beschwerden, Nervosität und Schlafstörungen 2 gehäufte Teelöffel Melissenblätter mit 1 Tasse kochendem Wasser übergießen, zugedeckt 5 Minuten ziehen lassen und dann abseihen. Mehrmals täglich zu und nach den Mahlzeiten 1 Tasse trinken.

Minze

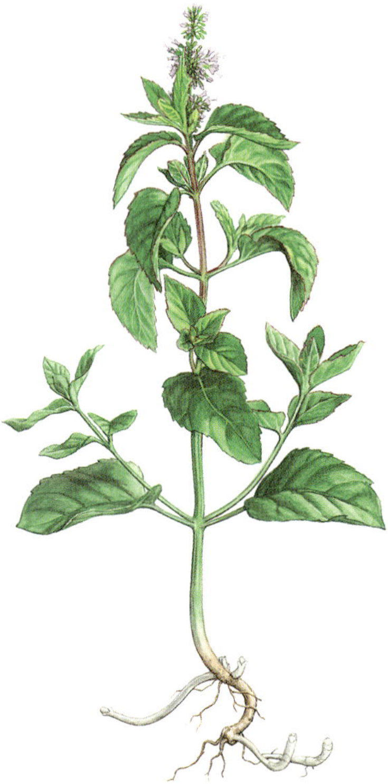

In der Klosterheilkunde spielte die Minze, deren enorme Heilwirkung man schon in der Antike zu nutzen wusste, eine überaus wichtige Rolle. Die unterschiedlichen Minze-Arten wurden nicht nur in der Reichsgüterverordnung Karls des Großen erwähnt, sondern auch in dem berühmten St. Gallener Klosterplan angeführt. Es scheint kaum eine Krankheit gegeben zu haben, bei der die Pflanze nicht hilfreich sein sollte, wenngleich sie sich nach damaliger Ansicht vor allem zur Stärkung der Verdauung eignete. Die Palette der Heilbereiche geriet im Laufe der Jahrhunderte immer umfangreicher. Häufig wurde Minze in den alten Quellen bei Zahnfleischproblemen empfohlen, aber auch bei verstopfter Leber und Milz sowie verhärteten Brüsten beim Stillen.

HERKUNFT UND ANBAU: Die unterschiedlichen Minze-Arten gehören zur Familie der Lippenblütler (Lamiaceen). Die Ackerminze ist beinahe in ganz Europa verbreitet, die Echte Pfefferminze wächst ausschließlich in Kulturen. In großem Umfang wird Pfefferminze in Bayern und Thüringen angebaut sowie in den Balkanländern, vor allem in Bulgarien und Griechenland.

INHALTSSTOFFE: Die in der Heilkunde verwendeten Blätter der Minze-Arten enthalten als wichtigsten Inhaltsstoff ätherisches Öl mit dem Hauptbestandteil Menthol. Das ätherische Öl der Echten Pfefferminze hat einen besonders hohen Anteil an Menthol, das kühlend, desinfizierend, krampflösend und durchblutungsfördernd wirkt.

ANWENDUNGSGEBIETE: Wissenschaftlich anerkannt ist die innerliche Anwendung von Ackerminze bei Magen-, Darm- und Gallenbeschwerden und bei Katarrhen der oberen Atemwege sowie die äußerliche Anwendung bei Schmerzen, insbesondere Kopfschmerzen.

ANWENDUNGSFORM UND DOSIERUNG: Bei Magen-, Darm- und Gallenbeschwerden empfiehlt sich eine Teezubereitung mit Pfefferminzblättern. Die Tagesdosis beträgt 3 bis 6 g.

- Zur innerlichen Anwendung bei Verdauungsbeschwerden werden 3 Tropfen ätherisches Öl der Acker- oder Pfefferminze in 1 Glas Wasser eingenommen. Die Tagesdosis beträgt 6 Tropfen.
- Bei Erkältungskrankheiten haben sich Inhalationen mit dem ätherischen Öl bewährt. Bei Kopfschmerzen reibt man die Schläfen mit 3 bis 4 Tropfen Pfefferminz- oder Minzöl ein.

Gegenanzeigen: Bei Gallensteinleiden die Anwendung mit dem Arzt abklären. Das ätherische Öl darf nicht auf verletzte Haut oder Schleimhäute aufgetragen werden. Bei Säuglingen und Kleinkindern darf es nicht im Gesichtsbereich angewendet werden, da es unter Umständen den Kratschmer-Reflex auslöst, eine Atemdepression, die zum Ersticken führen kann.
Nebenwirkungen: Bei empfindlichem Magen können in seltenen Fällen Magenbeschwerden auftreten.

PFEFFERMINZÖL ZUR SCHMERZLINDERUNG

100 ml Jojoba- oder Weizenkeimöl mit 10 ml Pfefferminzöl mischen. Bei Nervenschmerzen punktuell in die betroffenen Körperstellen 3 Minuten sanft einmassieren, danach die Hände waschen. Bei stärkeren Schmerzen sollte man die Anwendung 3-mal innerhalb von 15 Minuten wiederholen. Das Pfefferminzöl nicht in die Augen bringen oder auf verletzte Hautstellen auftragen!

Petersilie

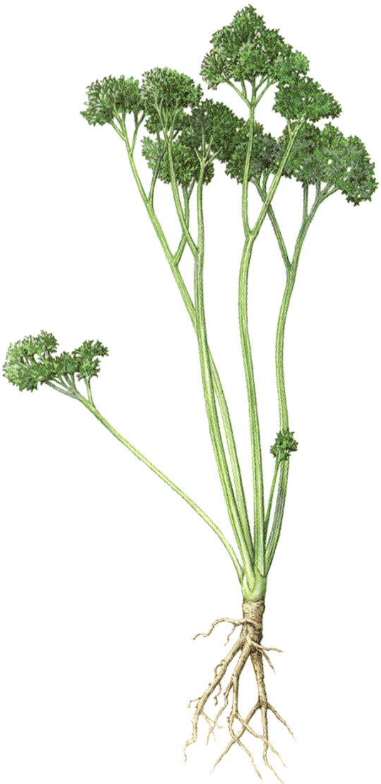

Anders als heute war die Petersilie in antiker Zeit eher als Arzneipflanze denn als Küchenkraut geschätzt. Im alten Rom gab man sie den Gladiatoren vor dem Kampf, weil man glaubte, dass sie nicht nur ihren Mut, sondern auch das Volumen ihres Bizepsmuskels verdoppeln würde. Für die griechischen Ärzte war die Petersilie das Heilkraut mit der stärksten harntreibenden Wirkung. Dioskurides pries sie darüber hinaus als menstruationsförderndes und blähungstreibendes Mittel und empfahl sie außerdem gegen Blasen-, Seiten- und Nierenschmerzen. Die Klosterheilkunde übernahm zunächst die aus der Antike überlieferten Anwendungen. Erst Mitte des 12. Jahrhunderts kamen weitere Heilgebiete hinzu, nämlich Leberbeschwerden und eine Vielzahl verschiedener Hautkrankheiten. So legte man einen Brei aus frisch zerdrückter Petersilie auf Geschwüre und Mückenstiche. Als Heilmittel setzte man damals vorwiegend die Wurzel, manchmal auch die Früchte ein.

HERKUNFT UND ANBAU: Die zur Familie der Doldenblütler (Apiaceen) zählende Petersilie stammt ursprünglich aus dem südöstlichen Mittelmeergebiet und wird heute weltweit angebaut. Nach Deutschland wird sie zur Ergänzung der eigenen Kulturen vorwiegend aus Ungarn, Tschechien und der Slowakei importiert. Man unterscheidet zwei Unterarten: die Blattpetersilie mit einer glatten oder krausen Blattform und die Wurzelpetersilie.

INHALTSSTOFFE: Die in der Heilkunde verwendeten Wurzeln und das Kraut der Petersilie enthalten ätherisches Öl mit harntreibender und verdauungsanregender Wirkung. In diesem Petersilienöl ist Phenylpropan, »Petersilien-Apiol«, enthalten, das in hohen Dosen giftig ist: Es löst Krämpfe im Uterus aus und schädigt Leber, Nieren und Herz. Angesichts dieser Risiken kann die Anwendung von Petersilienfrüchten, die einen besonders hohen Gehalt an ätherischem Öl besitzen, heute nicht mehr vertreten werden.

ANWENDUNGSGEBIETE: Wissenschaftlich anerkannt ist die Anwendung von Petersilienkraut und -wurzel zur Durchspülungstherapie der Nieren bei Harnwegserkrankungen und zur Vorbeugung und Behandlung von Nierengrieß. Auch bei Magen-Darm-Beschwerden sowie zur Förderung der Verdauung hat sich Petersilie als nützlich erwiesen.

➤ In der Erfahrungsheilkunde wird die Petersilienwurzel bei Menstruationsbeschwerden und zur Förderung des Milchflusses eingesetzt.

ANWENDUNGSFORM UND DOSIERUNG: Die Pflanze ist zerkleinert als Kraut oder Wurzel für Aufgüsse und als Extrakt erhältlich. Als Teezubereitung eignet sie sich gut als entwässerndes Heilmittel zur Durchspülungstherapie bei Harnwegserkrankungen. Die Tagesdosis beträgt 6 g.
Gegenanzeigen: Zubereitungen aus Petersilienwurzel oder -kraut sollte man während der Schwangerschaft nicht übermäßig verwenden, da ein Abort ausgelöst werden kann. Auch bei durch Herz- oder Nierenerkrankungen hervorgerufenen Ödemen sollen die Zubereitungen nicht angewendet werden.
Nebenwirkungen: Wer lichtempfindlich ist, sollte auf einen guten Sonnenschutz achten, da die in der Petersilie enthaltenen Furanocumarine die Hautempfindlichkeit erhöhen können.

PETERSILIENTEE ZUR ENTWÄSSERUNG

1 Esslöffel Petersilienkraut und -wurzel mit 1 Tasse kochendem Wasser übergießen, zugedeckt 10 bis 15 Minuten ziehen lassen und abseihen. Zur Behandlung von Blasenentzündung und Reizblase 3-mal täglich 1 Tasse trinken und jeweils 2 Gläser Wasser nachtrinken.

Quendel

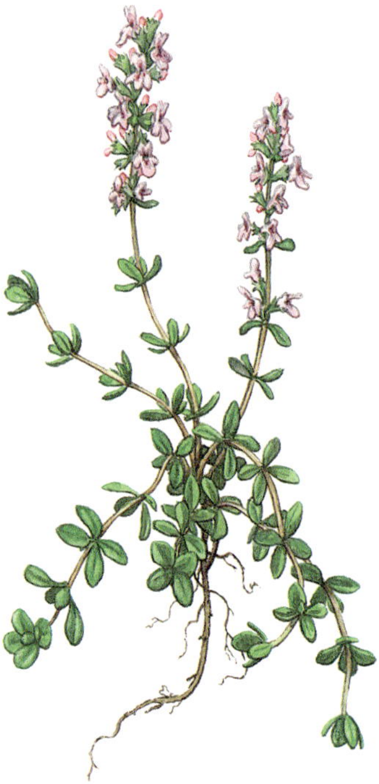

Die historischen Quellen über die Verwendung des Quendels in antiker Zeit sind widersprüchlich. Gesicherte Zeugnisse liegen erst aus der Zeit der Klosterheilkunde, insbesondere von Hildegard von Bingen vor. Verwendet wurde die Pflanze in erster Linie zur Behandlung von Hautkrankheiten, Bisswunden und Kopfschmerzen, später auch bei Epilepsie. Seit dem 15. Jahrhundert setzte man Quendel verstärkt in der Frauenheilkunde ein, weshalb er auch als Marienpflanze galt und unter anderem als »Liebfrauenbettstroh« bezeichnet wurde. Die heute noch wichtigste Anwendung brachte das erste bekannte gedruckte Kräuterbuch mit Pflanzendarstellungen, der ›Gart der Gesundheit‹, der von 1480 bis 1485 entstand: Demnach sollte Quendel insbesondere bei »catarrus« helfen, »dem Fluss des Hauptes, der von der Kälte kommt«.

HERKUNFT UND ANBAU: Der Quendel gehört zur Familie der Lippenblütler (Lamiaceen) und wird als naher Verwandter des Thymians auch »Sandthymian« genannt. Die niedrige Staude mit den zuweilen kriechenden Stängeln wächst bevorzugt an sonnigen, trockenen und steinigen Böschungen, Mauern und Wegrändern und ist in fast ganz Europa und Asien heimisch. Für den arzneilichen Gebrauch wird der Quendel aus der Ukraine und einigen Balkanländern eingeführt.

INHALTSSTOFFE: Das in der Heilkunde verwendete Kraut des Quendels enthält neben Gerbstoffen und Flavonoiden vor allem ätherisches Öl, das auch für den aromatischen Geruch der Pflanze verantwortlich ist. Die Kombination der Inhaltsstoffe sorgt für die sekret- und verdauungsfördernde, krampflösende und harntreibende Wirkung. Außerdem kann man mit dem ätherischen Öl Bakterien und manche Viren bekämpfen.

ANWENDUNGSGEBIETE: Auch wenn in der Pflanzenheilkunde heute in erster Linie der Echte Thymian zum Einsatz kommt, ist die Anwendung von Quendel bei Katarrhen der oberen Atemwege wissenschaftlich anerkannt.

➤ In der Erfahrungsheilkunde wird Quendel innerlich zur Anregung der Verdauung sowie bei entzündlichen Erkrankungen des Darms und der Harnwege eingesetzt. Äußerlich wendet man ihn bei Abszessen, Juckreiz, Rheumaschmerzen und Verstauchungen an.

ANWENDUNGSFORM UND DOSIERUNG: Bei Katarrhen der oberen Atemwege empfiehlt sich eine Teezubereitung mit Quendelkraut. Die Tagesdosis beträgt 4 bis 6 g.

➤ Einen Auszug aus dem Kraut oder das ätherische Öl nutzt man für Umschläge und Bäder.

Gegenanzeigen und Nebenwirkungen sind nicht bekannt.

QUENDELTEE ZUM HUSTENLÖSEN

2 Teelöffel klein geschnittenes Quendelkraut mit 1 Tasse kochendem Wasser übergießen, zugedeckt 5 Minuten ziehen lassen und abseihen. Bei Schleimhusten mehrmals täglich 1 Tasse trinken. Geschmacklich geht Quendel in die Richtung von Thymian und Bohnenkraut.

Schwarzer Rettich

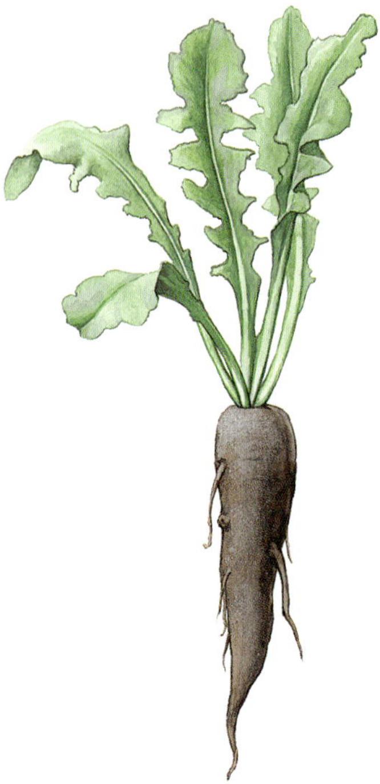

Der Rettich war schon in der Antike eine verbreitete Nutzpflanze. Die alten Ägypter gaben den Arbeitern beim Bau der Pyramiden Rettich und Knoblauch zur Stärkung zu essen, damit sie gesund und leistungsfähig blieben. In den mittelalterlichen Klostergärten wurde Rettich sowohl als Gemüse wie auch als Heilpflanze angebaut. Man schätzte vor allem die ausgezeichnete Wirkung der mächtigen Wurzel gegen Husten. Hildegard von Bingen empfahl Rettich bei Erkältungskrankheiten und zur Förderung der Verdauung. Dabei warnte sie jedoch davor, dass man durch häufigen Genuss des Rettichs abnehmen würde – eine Wirkung, die man aus heutiger Sicht eher positiv empfände.

HERKUNFT UND ANBAU: Der Rettich gehört zur Familie der Kreuzblütler (Brassicaceen). Er ist ursprünglich keine einheimische Pflanze, sondern gelangte von Vorderasien über den Mittelmeerraum in hiesige Breiten. Weltweit wird er in verschiedenen Arten angebaut, die Ernte erfolgt im Herbst. Der Schwarze Rettich ist schärfer als der Weiße und enthält auch mehr Wirkstoffe.

INHALTSSTOFFE: Die in der Heilkunde verwendete Rettichwurzel enthält vor allem Senfölglykoside, aus denen Senföl gewonnen wird. Daneben finden sich geringe Mengen an ätherischem Senföl. Das Öl hat einen schleimlösenden Effekt, fördert die Magen- und Darmbewegungen und regt die Verdauungssäfte in Mund, Magen und Galle an. Eine bakterienhemmende Wirkung des Öls konnte ebenfalls nachgewiesen werden. Außerdem enthält die Rettichwurzel reichlich Vitamin C.

ANWENDUNGSGEBIETE: Wissenschaftlich anerkannt ist die Anwendung der Rettichwurzel bei Appetitlosigkeit und Verdauungsbeschwerden wie Verstopfung und Blähungen sowie bei Katarrhen der oberen Atemwege.

➤ In der Erfahrungsheilkunde wird Rettich nach wie vor bei Husten sowie wegen seiner sekretfördernden Wirkung bei Gallen- und Leberbeschwerden eingesetzt. Außerdem nutzt man die Pflanze zur Stoffwechselanregung.

ANWENDUNGSFORM UND DOSIERUNG: Rettich wird zur Förderung der Verdauung und bei Gallenbeschwerden als Frischpflanzenpresssaft getrunken. Die Tagesdosis beträgt 50 bis 100 ml.

➤ Bei Husten empfiehlt es sich, Rettich mit Zucker einzunehmen. Dazu von dem Rettich einen Deckel abschneiden, die Wurzel aushöhlen, mit Zucker füllen und mit dem abgeschnittenen Rettichstück zudecken. 3 bis 4 Stunden ziehen lassen. Über den Tag verteilt einnehmen.

Gegenanzeigen: Man sollte die Pflanze nicht bei Gallensteinen einsetzen. Da das Senföl die Magenschleimhäute reizen kann, sollte man es nicht länger als 4 Wochen täglich anwenden. Nebenwirkungen sind nicht bekannt.

RETTICHSAFT ZUR VERDAUUNGSANREGUNG

Für einen Frischpflanzenpresssaft den Rettich schälen, reiben und mit einer Saftpresse auspressen. Wenn man den gepressten Saft einige Stunden kühl stellt, verliert er seinen scharfen Geschmack. Bei Blähungen und Gallenbeschwerden mehrmals am Tag 1 bis 2 Esslöffel einnehmen.

Ringelblume

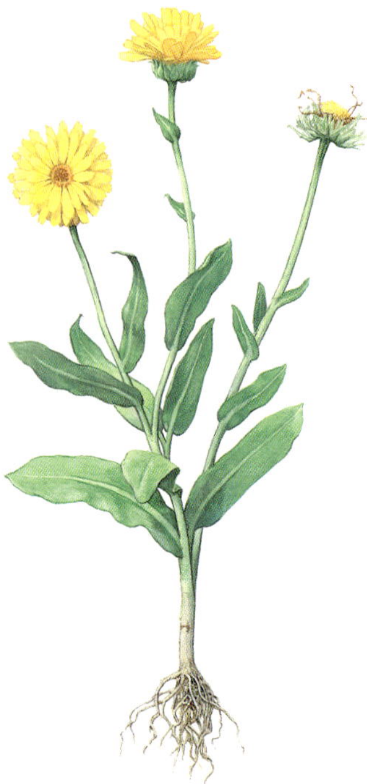

Die Ringelblume wurde erst recht spät in medizinische Dienste gestellt. Das erste Werk, dass sie ausdrücklich als Heilpflanze aufführt, war die ›Physica‹ Hildegards von Bingen. Hier wird sie als »Ringele« bezeichnet und gegen Ekzeme und Verdauungsstörungen empfohlen. Auch der berühmteste Gelehrte des Dominikanerordens, Albertus Magnus, behandelte die Ringelblume in seinem botanischen Werk. Er verwendete sie ebenfalls äußerlich bei Wunden und innerlich als Saft gegen Milz- und Leberbeschwerden. Fälschlicherweise wurde dann in vielen Kräuterbüchern des 15. bis 17. Jahrhunderts die Rinde der Ringelblume als Heilmittel genannt. Da sowohl die Ringelblume als auch der Kapernstrauch im Volksmund als »Mönchskopf« bezeichnet wurden, verwechselte man häufig die Anwendungen – ein Fehler, der sich wie ein roter Faden durch die alten Schriften zieht.

HERKUNFT UND ANBAU: Die Ringelblume gehört zur Familie der Korbblütler (Asteraceen). In Europa gibt es zwei Calendula-Arten, die Acker-Ringelblume *(Calendula arvensis)* und die Garten-Ringelblume *(Calendula officinalis)*. Für den arzneilichen Gebrauch wird besonders Letztere in Kulturen angebaut.

INHALTSSTOFFE: Die in der Heilkunde verwendeten Ringelblumenblüten enthalten vor allem fettes und ätherisches Öl, Carotinoide, Flavonoide, Saponine und Polysaccharide. Bis heute konnten die Wirkmechanismen des komplizierten Vielstoffgemischs von der Wissenschaft nicht vollständig geklärt werden. Gesichert ist jedoch, dass die Ringelblumenblüten wegen ihrer entzündungshemmenden und granulationsfördernden (die Neubildung von Wundgewebe anregenden) Eigenschaften die Wundheilung unterstützen und beschleunigen können.

ANWENDUNGSGEBIETE: Wissenschaftlich anerkannt ist die äußerliche Anwendung von Ringelblumenblüten bei entzündlichen Veränderungen der Mund- und Rachenschleimhaut. Außerdem wird die Anwendung bei Wunden mit schlechter Heilungstendenz empfohlen.

➤ Die Erfahrungsheilkunde empfiehlt Ringelblumenblüten für alle Arten von Haut- und besonders Wundbehandlungen. Innerlich angewendet, sollen die Blüten eine leicht krampflösende Wirkung haben und den Gallenfluss fördern.

ANWENDUNGSFORM UND DOSIERUNG: Ringelblumenblüten finden sich nicht nur in Salben (vor allem zur Babypflege), sondern auch in Seifen, Shampoos, Badeölen und Sonnenschutzmitteln.

➤ Bei Entzündungen im Mund- und Rachenraum hat sich besonders eine Gurgellösung mit Ringelblumenblüten bewährt.

➤ Die Ringelblumenabkochung ist nicht nur als Gurgellösung sehr gut geeignet, sondern auch zur Reinigung von verschmutzten Wunden.

Gegenanzeigen: Allergiker sollten Ringelblume nur mit Vorsicht anwenden. Nebenwirkungen sind nicht bekannt.

GURGELLÖSUNG ZUR ENTZÜNDUNGSLINDERUNG

1 bis 2 Teelöffel Ringelblumenblüten mit 1 Tasse kochendem Wasser übergießen, 10 Minuten ziehen lassen und abseihen. Bei Entzündungen im Mund- und Rachenraum mehrmals täglich gurgeln oder spülen. Alternativ kann man zum Gurgeln auch 1 knappen Teelöffel Ringelblumen-Tinktur auf 1/2 Liter Wasser verwenden.

Rosen

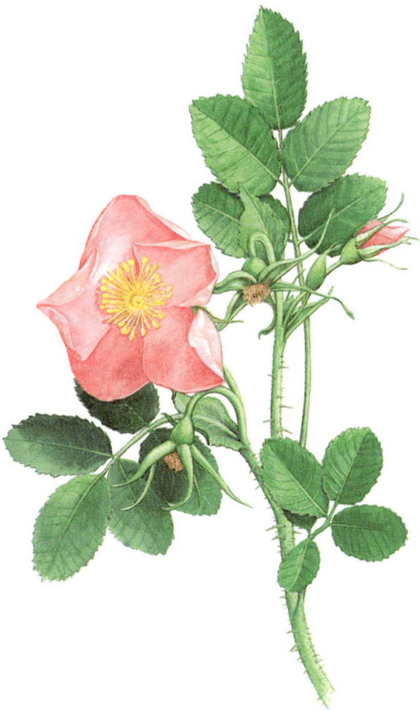

Von der Rose gab es bereits in der Antike viele Züchtungen. Die griechischen Ärzte wie Dioskurides und Galen bevorzugten die wilden Formen. Sie nutzten vorwiegend die Essigrose, die Hundertblättrige Rose und die Heckenrose. Besonders geschätzt war und ist die Essigrose, eine uralte Rosenart, die über den Handelsweg aus dem Morgenland nach Mitteleuropa gelangte. Auch in der Klosterheilkunde war die Rose eine überaus beliebte Arzneipflanze. Man setzte sie vor allem gegen Fieber, Durchfall, Brandwunden und eiternde Verletzungen ein. Aus ihren Blättern wurden Salben für die Augen zubereitet. In Wein gekocht, verwendete man sie bei Ohren- und Kopfschmerzen sowie bei Magenfäule, Haut- und Zahnfleischentzündungen. Eine besondere Rolle spielte vom Mittelalter bis ins 20. Jahrhundert das Rosenöl, das die Grundlage für eine große Anzahl von Rezepten bildete. Aus Rosenblüten und Olivenöl hergestellt, wurde Rosenöl zwar auch allein aufgetragen, bevorzugt aber zusammen mit Veilchenöl und anderen Pflanzen eingenommen.

HERKUNFT UND ANBAU: Die Rose ist in fast ganz Europa, Westasien und Nordafrika zu Hause. Die Essigrose (*Rosa gallica*), Stammpflanze vieler späterer Zierarten unserer Gärten, ist in Süd- und Mitteleuropa bis nach Kleinasien heimisch und in den Alpen bis in eine Höhe von 1300 Metern zu finden. Die Hundertblättrige Rose (*Rosa centifolia*) ist eine Kulturform der Essigrose aus dem Altertum und kommt heute in warmen Gegenden noch wild wachsend vor. Importe für den arzneilichen Gebrauch stammen beispielsweise aus Chile, China, Russland, Polen, Ungarn und Bulgarien.

INHALTSSTOFFE: Wichtigster Inhaltsstoff der in der Heilkunde verwendeten Rosenblütenblätter ist das ätherische Öl, das Geraniol, Nerol und Citronellol enthält (in den frischen Blättern aber nur etwa 0,2 Prozent) und einen leicht entzündungshemmenden Effekt hat. Außerdem besitzt die Rose heilende Gerbstoffe, die trocknend und zusammenziehend (adstringierend) wirken, sowie Anthocyane, die für die Färbung der Blüten verantwortlich sind.

ANWENDUNGSGEBIETE: Wissenschaftlich anerkannt ist die Anwendung von Rosenblütenblättern lediglich bei leichten Schleimhautentzündungen im Mund- und Rachenraum.

- In der Erfahrungsheilkunde werden die Blütenblätter wegen ihrer Gerbstoffe bei Durchfall, aber auch bei Erkältungskrankheiten verwendet. Äußerlich setzt man sie bei Schmerzen und leichten Wunden ein.

ANWENDUNGSFORM UND DOSIERUNG: Zur Behandlung von Entzündungen kann Rosenblütentee zum Gurgeln und Spülen oder zu Waschungen eingesetzt werden.

- Rosenblütenblätter werden auch gern Teemischungen beigefügt, um diese optisch und geschmacklich ansprechender zu machen.
- Zur Kühlung (etwa bei Fieber), bei leichten Verletzungen und zur Hautpflege ist Rosenöl ein wunderbares, wenn auch teures Mittel: Wegen des geringen Anteils an ätherischem Öl werden für 1 kg Rosenöl etwa 5000 kg Blütenblätter benötigt.

Gegenanzeigen und Nebenwirkungen sind nicht bekannt.

GURGELLÖSUNG ZUR ENTZÜNDUNGSLINDERUNG

1 Teelöffel Rosenblütenblätter mit 1 Tasse heißem Wasser übergießen, zugedeckt 10 Minuten ziehen lassen und dann abseihen. Bei Entzündungen im Mund- und Rachenraum mehrmals täglich gurgeln oder den Mund spülen.

Rosmarin

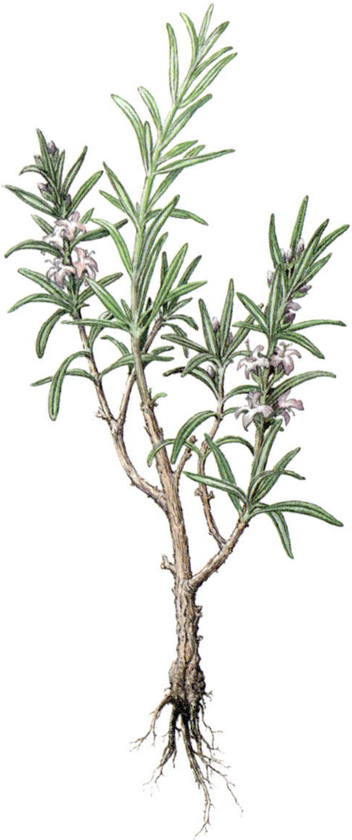

Von der antiken Medizin kaum beachtet, wurde der Rosmarin erst von der Klosterheilkunde als Arzneimittel entdeckt. Bereits im ›Lorscher Arzneibuch‹ aus der Karolingerzeit findet sich die Pflanze in einem Rezept gegen Erschöpfung und Schmerzen. Den Erfolg des Rosmarins zu Heilzwecken bestätigt auch der Befehl Karls des Großen, dieses Kraut auf seinen Krongütern anbauen zu lassen. Im Laufe der Jahrhunderte avancierte der Rosmarin sogar zu einer der beliebtesten Arzneipflanzen, und es entstanden viele kleine medizinische Traktate, die mit den Wunderkräften des Rosmarins fast alle Beschwerden heilen wollten: So wurde er nicht nur als Stärkungsmittel gepriesen, sondern galt auch bei Magenbeschwerden, Appetitlosigkeit, Leberleiden, Frauenkrankheiten, Asthma und Rheuma als hilfreich. Auch zur äußerlichen Anwendung wurde das Kraut gerühmt und bei Muskelschmerzen und Nervenlähmungen eingesetzt.

HERKUNFT UND ANBAU: Der zur Familie der Lippenblütler (Lamiaceen) zählende Rosmarin kann bis zu 1 Meter hoch werden und wächst an warmen, sonnigen Standorten. Er wird unter anderem in Spanien, Südfrankreich und Italien angebaut, das beste Rosmarinöl soll aus Südfrankreich kommen.

INHALTSSTOFFE: Die Rosmarinblätter enthalten ätherisches Öl, Gerb- und Bitterstoffe, Flavonoide, Triterpensäuren sowie Triterpenalkohole. Das ebenfalls in der Heilkunde verwendete Rosmarinöl besteht fast ausschließlich aus Terpenen, eine Hauptkomponente ist Campher. Die Blätter haben eine schwach bakterien- und virenhemmende Wirkung und einen krampflösenden Effekt. Durch die Bitterstoffe werden die Magensaftsekretion und in geringem Maße die Bildung von Gallensaft angeregt. Das Öl regt zusätzlich das zentrale Nervensystem an und wirkt leicht durchblutungsfördernd.

ANWENDUNGSGEBIETE: Wissenschaftlich anerkannt ist die innerliche Anwendung von Rosmarin bei Verdauungsbeschwerden. Äußerlich wird er zur Behandlung von Rheuma und bei niedrigem Blutdruck empfohlen. Das Öl wird bei Erschöpfungszuständen, zur Förderung der Hautdurchblutung und bei Zerrungen, Prellungen und Verstauchungen genutzt.

➤ In der Erfahrungsheilkunde wird Rosmarin bei Frauenleiden wie Fluor albus (weißlicher Ausfluss) eingesetzt. Außerdem wird er für Umschläge bei schlecht heilenden Wunden und gegen Ekzeme genutzt.

ANWENDUNGSFORM UND DOSIERUNG: Rosmarin kann man als Teezubereitung oder als ätherisches Öl verwenden. Bei den Blättern beträgt die Tagesdosis 4 bis 6 g; von dem Öl nimmt man täglich 20 Tropfen.

➤ Bei Rheuma und Kreislaufbeschwerden hat sich ein Bad mit Rosmarinöl bewährt. Zur Anregung bei Kreislaufschwäche empfiehlt sich außerdem eine Aromatherapie mit Rosmarinöl.

➤ Bei Verdauungsbeschwerden und Erschöpfungszuständen ist Rosmarinwein beliebt, den man im Handel beziehen kann.

Gegenanzeigen: Rosmarinöl und -wein sollten nicht während der Schwangerschaft eingenommen werden. Ebenso ist von einer dauerhaft hoch dosierten Anwendung abzuraten. Nebenwirkungen sind nicht bekannt.

ROSMARINBAD ZUR KREISLAUFANREGUNG

Bei Kreislaufschwäche und Rheuma 10 bis 15 Tropfen Rosmarinöl mit 1 Becher Sahne mischen und ins 38 °C warme Badewasser geben, 20 Minuten baden. Aber: Rosmarinbäder sollten wegen der anregenden Wirkung nicht vor dem Schlafengehen angewendet werden.

Salbei

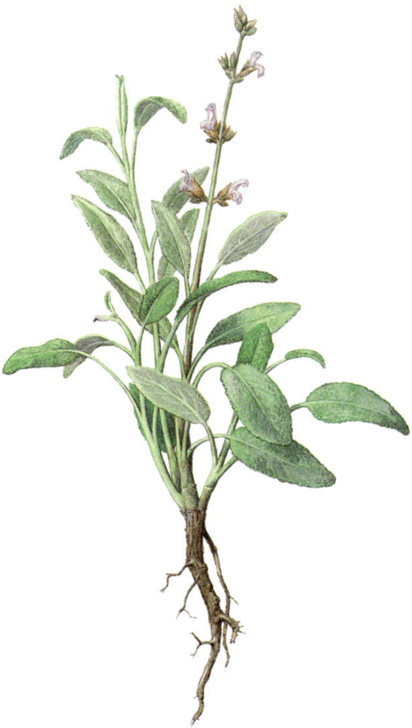

Die umfassende Heilkraft des Salbeis als Universalmedizin klingt schon in seinem botanischen Namen »Salvia« an, der sich von »salvare«, heilen, ableitet. Bereits in der Antike, vor allem aber in der Klostermedizin war der Salbei als Arzneipflanze äußerst beliebt: Kein Geringerer als Karl der Große befahl seinen Anbau in seinen Reichsgüterverordnungen, und selbst im Kräutergarten des berühmten St. Gallener Klosterplans war er vertreten. Welch großes Ansehen die Pflanze genoss, belegt auch das ›Regimen sanitatis salernitanum‹, dessen Lob auf den Salbei in der Frage gipfelt: »Warum stirbt denn überhaupt der Mensch, dem Salbei im Garten wächst? Salbei schafft Remedur, Salbei, der Rat der Natur!«

HERKUNFT UND ANBAU: Der Salbei gehört zur Familie der Lippenblütler (Lamiaceen) und ist im gesamten Mittelmeerraum heimisch. Der nach unten verholzende Halbstrauch bevorzugt sonnige Standorte mit trockenem Boden. Seine grünlich grauen Blätter sind länglich, die Blüten violettblau. Für den arzneilichen Gebrauch wird Salbei aus den südosteuropäischen Ländern eingeführt.

INHALTSSTOFFE: Die in der Heilkunde verwendeten Salbeiblätter enthalten als Hauptwirkstoffe ätherisches Öl, Gerb- und Bitterstoffe sowie Flavonoide. Die Gerbstoffe sind vor allem für die zusammenziehende (adstringierende) Wirkung verantwortlich; auf das ätherische Öl gehen die bakterien- und virenhemmenden sowie verdauungsfördernden Eigenschaften zurück. Außerdem hemmt Salbei die Schweißproduktion.

ANWENDUNGSGEBIETE: Wissenschaftlich anerkannt ist die äußerliche Anwendung von Salbeiblättern bei Zahnfleischentzündungen und Schleimhautentzündungen im Mund- und Rachenraum. Die innerliche Anwendung von Salbei ist bei Entzündungen der Darmschleimhaut, Durchfällen und Verdauungsbeschwerden sowie vermehrter Schweißsekretion hilfreich.

➤ In der Erfahrungsheilkunde wird Salbei als Hilfe zum Abstillen empfohlen, weil er die Milchsekretion hemmen soll. Darüber hinaus wird er bei Asthma, Bronchialkatarrhen, Diabetes, Herzschwäche und Kopfschmerzen eingesetzt.

ANWENDUNGSFORM UND DOSIERUNG: Salbeiblätter können als Tee (Tagesdosis 4 bis 6 g), ätherisches Öl (Tagesdosis 0,1 bis 0,3 g) und Tinktur (Tagesdosis 2,5 bis 7,5 g) eingenommen werden.

➤ Bei Entzündungen im Hals- und Rachenraum haben sich Spülungen mit Salbeitee bewährt, mit dem man mehrmals täglich gurgeln sollte.

➤ Gegen übermäßige Schweißsekretion nimmt man bei der Teezubereitung 2 bis 3 Teelöffel Salbeiblätter pro Tasse. Diese erforderliche hohe Dosierung wird bei empfindlichem Magen jedoch nur schlecht vertragen.

Gegenanzeigen: Das reine ätherische Öl und alkoholische Extrakte sollte man nicht während der Schwangerschaft einnehmen. Es empfiehlt sich, Salbei nicht länger als 4 Wochen ohne Unterbrechung anzuwenden.

Nebenwirkungen: Bei Überdosierung (15 g) und Daueranwendung können Begleiterscheinungen wie Krämpfe, Hitze- und Schwindelgefühl auftreten.

SALBEITEE ZUR VERDAUUNGSANREGUNG

2 Teelöffel Salbeiblätter mit 1 Tasse kochendem Wasser übergießen, zugedeckt 10 Minuten ziehen lassen und abseihen. Bei Verdauungsstörungen (z. B. Blähungen) 3-mal täglich 1 Tasse jeweils vor den Mahlzeiten trinken. Bei Halsschmerzen haben sich Spülungen mit Salbeitee bewährt, mit dem man mehrmals täglich gurgeln sollte.

Sandwegerich

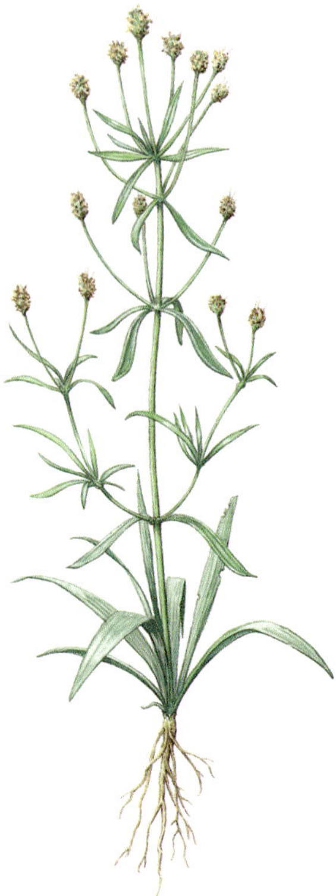

Schon bei den Griechen der Antike wurde der Sandwegerich als »Flohkraut« und seine Samen als »Flohsamen« bezeichnet, weil sie dem Aussehen nach an Flöhe erinnerten. Es hieß, dass es in Häusern, in denen Flohkraut aufbewahrt wurde, keine Flöhe gäbe. Die griechischen Ärzte waren sich aber auch der Heilwirkung des Sandwegerichs bewusst und nutzten vor allem die Flohsamen als Heilmittel. So empfahl bereits Dioskurides in seiner ›Materia medica‹, dem wichtigsten pharmazeutischen Werk der damaligen Zeit, einen breiigen Umschlag aus Flohsamen wegen seiner kühlenden Wirkung bei Hautkrankheiten, Verletzungen und Gicht. Im 12. Jahrhundert sorgte das ›Circa instans‹, die »Standarddrogenkunde des Mittelalters«, dafür, dass die Flohsamen in ganz Europa bekannt wurden. Sie wurden innerlich bei Fieber und Durchfall empfohlen, äußerlich bei Nasenbluten sowie bei »Trockenheit der Zunge« (also rauem Hals) und gegen Husten.

HERKUNFT UND ANBAU: Die Stammpflanzen der Flohsamen sind verschiedene Wegerich-Arten (Plantaginaceen). Der früher verwendete Sandwegerich wächst in Mitteleuropa. Heute werden jedoch für den arzneilichen Gebrauch fast ausschließlich die Samen des Indischen Sandwegerichs, die so genannten Indischen Flohsamen, verwendet.

INHALTSSTOFFE: So wie man im Mittelalter die Samen des Sandwegerichs in der Heilkunde verwendete, setzt man heute analog die Samen und die Samenschalen des Indischen Sandwegerichs ein. Verantwortlich für den therapeutischen Effekt sind hauptsächlich die enthaltenen Schleimstoffe (Polysaccharide), die überwiegend in den Samenschalen gespeichert sind. Die

Schleimstoffe der Indischen Flohsamenschalen zeichnen sich durch ein besonders hohes Quellvermögen aus. Flohsamen und -schalen regen nicht nur die Darmtätigkeit an, sondern wirken auch darmschützend. Außerdem verbessern sie die Darmflora und senken den Cholesterinspiegel.

ANWENDUNGSGEBIETE: Wissenschaftlich anerkannt ist die Anwendung von Indischen Flohsamen und -schalen bei chronischer Darmträgheit. Daneben unterstützen sie die Funktionsfähigkeit des Darms bei Analfisteln und Hämorrhoiden und während der Schwangerschaft. Gut erprobt ist der Einsatz der Samenschalen auch bei Reizdarm und Durchfall.

ANWENDUNGSFORM UND DOSIERUNG: Flohsamen und -schalen sind ein idealer Quellstoff, da sie keine Gewichtszunahme zur Folge haben. Wichtig ist allerdings, dass man bei der Einnahme ausreichend Wasser trinkt, da es sonst zu Darmverschluss kommen kann. Andere Medikamente sollte man erst 1 Stunde später einnehmen, da die Aufnahme ihrer Wirkstoffe durch die Flohsamen verhindert werden kann. Die Einzeldosis der Indischen Flohsamen beträgt 10 g, die der Flohsamenschalen 5 g.
Gegenanzeigen: Nicht anwenden bei Verengungen von Speiseröhre oder Magen-Darm-Trakt, bei Darmverschluss sowie Diabetes mellitus.
Nebenwirkungen: In seltenen Fällen kann es bei der Anwendung von Flohsamen zu allergischen Reaktionen kommen.

FLOHSAMENKUR ZUR DARMREGULIERUNG

Bei Durchfall 5 g Indische Flohsamenschalen zusammen mit 1 Glas Wasser einnehmen (vor den Mahlzeiten, wenn man den Appetit zügeln will). Ansonsten kann man Flohsamenschalen auch nach einer Mahlzeit einnehmen. In jedem Fall mindestens 1/2 Liter Flüssigkeit nachtrinken, damit die Flohsamen im Darm nachquellen können.

Schlüsselblume

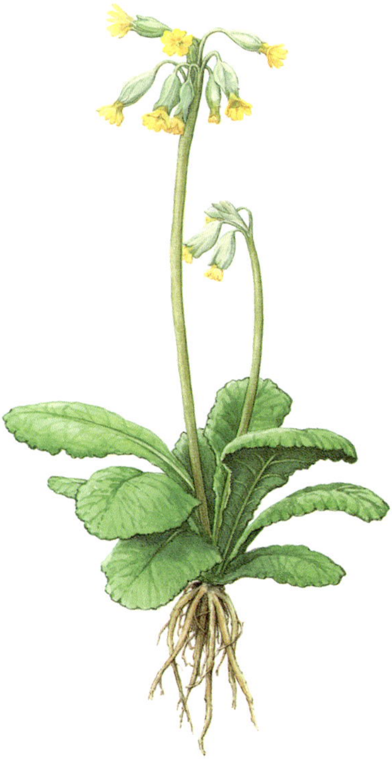

Die Schlüsselblume ist eine nordische Pflanze und war deshalb der antiken Literatur und Medizin nicht bekannt. Bereits in ihrem botanischen Namen »Primula veris«, die Frühlingsbotin, klingt an, dass sie in früheren Zeiten im Volksglauben als Schutz- und Fruchtbarkeitspflanze galt. Während Hildegard von Bingen die Schlüsselblume nur äußerlich verwendete, tauchte sie in späteren Schriften der Klosterheilkunde auch zur innerlichen Anwendung, etwa zur Behandlung von Lähmungen und Gicht, auf. Dass man die Schlüsselblume auch als Heilmittel gegen Gelbsucht empfahl, geht auf die Signaturenlehre zurück. Diese Lehre folgt dem Prinzip, dass Ähnliches durch Ähnliches – in diesem Fall die Gelbsucht mit gelben Blüten – geheilt werden könne.

HERKUNFT UND ANBAU: Die Schlüsselblume gehört zur Familie der Primelgewächse (Primulaceen) und ist in fast ganz Europa sowie in Vorder- und Zentralasien verbreitet. Die beliebte Frühlingsblume, die sonnige Hänge bevorzugt, steht unter Schutz. Für den arzneilichen Gebrauch werden die Pflanzen unter anderem in der Türkei und in Bulgarien in Kulturen angebaut.

INHALTSSTOFFE: Die in der Heilkunde hauptsächlich verwendeten Wurzeln der Schlüsselblume enthalten vor allem Saponine, es finden sich aber auch Flavonoide, ätherisches Öl sowie Gerbstoffe und Kieselsäure. Die Saponine reizen die Magenschleimhaut, wodurch als Reflex das unwillkürliche Nervensystem angeregt wird. Es kommt zu einer Steigerung des Bronchialsekrets und zur Förderung des Auswurfs.

ANWENDUNGSGEBIETE: Wissenschaftlich anerkannt ist die Anwendung von Schlüsselblumenwurzel und -blüten bei Katarrhen der Atemwege, vor allem bei Husten und Bronchitis.

➤ In der Erfahrungsheilkunde wird die Schlüsselblumenwurzel auch bei Gicht, Rheuma, Keuchhusten und Asthma sowie bei nervösen Beschwerden eingesetzt. Darüber hinaus wird sie bei Migräne und Herzschwäche empfohlen. Ähnliche Anwendungsbereiche kennt die Erfahrungsheilkunde auch für die Blüten, hinzu kommen noch Kopfschmerzen, Schlaflosigkeit und Angstzustände. Das Tonikum soll bei Schwindelgefühl hilfreich sein.

ANWENDUNGSFORM UND DOSIERUNG: Schlüsselblumenwurzel kann bei Erkältungskrankheiten gepulvert oder zerkleinert als Tee eingenommen werden. Die mittlere Tagesdosis beträgt 1 g, in akuten Fällen kurzzeitig 2 bis 4 g. Man kann sie aber auch als Extrakt (Tagesdosis 0,5 g), Sirup (Tagesdosis 0,5 bis 1 g) oder Tinktur (Tagesdosis 0,5 bis 1 g) verwenden. Um die Wirkung der Teezubereitung zu verstärken, empfiehlt sich eine Mischung mit anderen Heilpflanzen (z. B. Anis- oder Fenchelfrüchte).

Nebenwirkungen: Schlüsselblumenblüten können bei empfindlichen Personen bereits durch Berühren allergische Reaktionen wie Hautrötung und Bläschenbildung hervorrufen. Bei einer Überdosierung kann es zu Übelkeit, Brechreiz und Durchfall kommen. Gegenanzeigen sind nicht bekannt.

SCHLÜSSELBLUMENTEE ZUM HUSTENLÖSEN

Bei akuten Katarrhen der Atemwege (z. B. Husten, Bronchitis) 1 Teelöffel gepulverte Schlüsselblumenwurzel mit 1 Tasse kochendem Wasser übergießen, 5 Minuten ziehen lassen und abseihen. Alle 2 Stunden 1 Tasse trinken. Bei Bedarf kann der Tee mit Honig gesüßt werden.

Schöllkraut

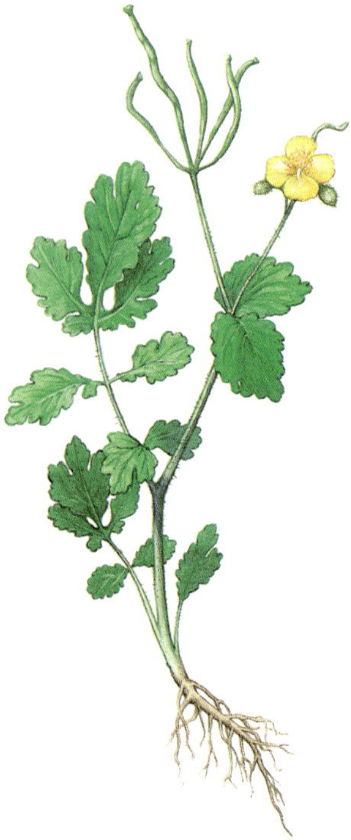

Das Schöllkraut wurde bereits bei Dioskurides erwähnt, auf den auch der noch heute in der Wissenschaft gebräuchliche botanische Name der Pflanze, »Chelidonium«, zurückgeht. Der griechische Arzt berichtete nämlich, dass das Schöllkraut mit dem Eintreffen der Schwalben aufblühe und mit ihrem Abzug verwelke. So erklärt es sich, warum sich »Chelidonium« vom griechischen »chelidon« (Schwalbe) ableitet. Dioskurides selbst empfahl das Schöllkraut gegen Gelbsucht, Hautausschläge und Sehschwäche. Wie die häufige Nennung der Pflanze in den mittelalterlichen Schriften deutlich macht, genoss sie auch in der Klostermedizin hohes Ansehen. Neben den aus der Antike überlieferten Anwendungsgebieten wurde das Schöllkraut von den Klosterärzten aber auch gegen krebsartige Geschwüre, Koliken und »Aussatz« verwendet. Damit wurden damals Hautkrankheiten wie Akne oder Neurodermitis bezeichnet. Bis ins 17. Jahrhundert stand jedoch der Einsatz bei Augenleiden ganz im Vordergrund.

HERKUNFT UND ANBAU: Das Schöllkraut gehört zur Familie der Mohngewächse (Papaveraceen). Die je nach Standort bis zu 1 Meter hohe Pflanze ist in Mittel- und Nordasien sowie in Europa verbreitet, inzwischen wurde sie auch in Nordamerika eingebürgert. Für den arzneilichen Gebrauch wird die Pflanze vorwiegend aus Osteuropa importiert.

INHALTSSTOFFE: Die wichtigsten Inhaltsstoffe der in der Heilkunde verwendeten oberirdischen Pflanzenteile sind Alkaloide, darunter das Copsicin. Im Kraut können bis zu 1,5 Prozent Alkaloide enthalten sein, in der Wurzel 2 bis über 3 Prozent. Diese Stoffe haben einen krampflösenden Effekt auf die Verdauungsorgane, außerdem werden ihnen entzündungshemmende, den

Gallenfluss anregende sowie leicht schmerzlindernde und beruhigende Eigenschaften nachgesagt. Der gelbliche Milchsaft des Schöllkrauts enthält als Wirkstoffe auch proteolytische Enzyme, die Eiweiß spalten können.

ANWENDUNGSGEBIETE: Wissenschaftlich anerkannt ist die Anwendung der oberirdischen Pflanzenteile des Schöllkrauts bei krampfartigen Beschwerden im Bereich der Gallenwege sowie von Magen und Darm.

➤ Recht bekannt ist der in der Erfahrungsheilkunde übliche äußerliche Einsatz des Milchsafts der Pflanze gegen Warzen. Die Wirkung lässt sich durchaus wissenschaftlich erklären: Eines der enthaltenen Alkaloide hemmt das Zellwachstum, andere Stoffe reizen die Haut. Zudem könnte bei der Virenhemmung auch die Eiweiß spaltende Wirkung der Enzyme eine Rolle spielen.

ANWENDUNGSFORM UND DOSIERUNG: Schöllkraut war lange Zeit Bestandteil von Leber- und Gallentees. Da die getrocknete Pflanze schnell ihre Wirkstoffe verliert, ist der Einsatz von apothekenpflichtigen Fertigpräparaten empfehlenswert. Es sind Kapseln, Dragees, Tabletten und Tropfen erhältlich.

➤ Zur Behandlung von Warzen wird der gelbliche Milchsaft verwendet.

Gegenanzeigen: Nicht innerlich anwenden bei Leber- oder Gallenentzündung. Außerdem sollte Schöllkraut grundsätzlich nicht länger als 4 Wochen ohne Unterbrechung verwendet werden.

Nebenwirkungen: Bei starker Überdosierung kann es zu einer arzneimittelbedingten Gelbsucht kommen.

SCHÖLLKRAUT ZUR WARZENBEHANDLUNG

Bei Warzen den frischen Saft aus den Stängeln des Schöllkrauts direkt auf das betroffene Hautgewebe tupfen und einziehen lassen. Die Benetzung nicht betroffener Haut sollte man wegen der Giftigkeit der Pflanze vermeiden. Am besten Einweg-Handschuhe benutzen.

Senf

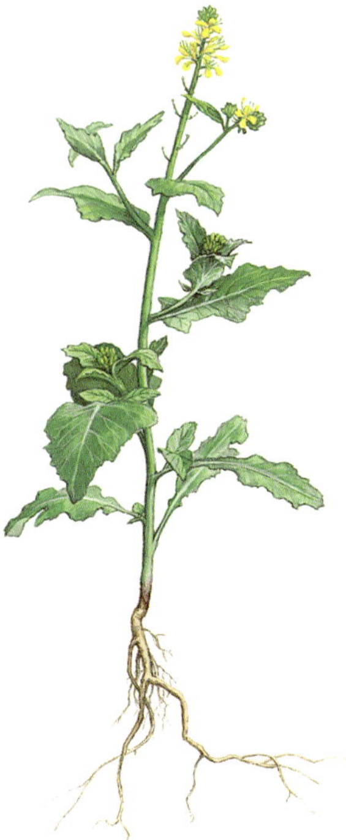

Die Geschichte des Senfs als Arzneipflanze lässt sich bis in die Antike zurückverfolgen, denn er war sowohl bei den Griechen als auch bei den Römern ein geschätztes Heilmittel. Dioskurides empfahl die Arzneipflanze bei Milz- und Leberleiden, Haarausfall und Epilepsie. Bei Galen von Pergamon, dem Leibarzt Kaiser Marc Aurels, reichte die Palette der Anwendungsgebiete von Erfrierungen und Lungenentzündung bis hin zu Lähmungen. Erst im Mittelalter wurde der Schwarze Senf auch nördlich der Alpen angebaut und fand alsbald Eingang in den klösterlichen Heilpflanzenschatz. Seine Wirksamkeit als Mittel zur inneren Reinigung, aber auch als Aphrodisiakum wurde in beinahe allen Werken in langen Abhandlungen gepriesen. Wie weit das Vertrauen in die Heilkräfte der Pflanze reichte, beweist ein Kräuterbuch aus dem 16. Jahrhundert, das Senf sogar als Schutz vor einem Schlaganfall anpreist.

HERKUNFT UND ANBAU: Man unterscheidet den Schwarzen und den Weißen Senf, die beide zur Familie der Kreuzblütler (Brassicaceen) gehören und aus dem Mittelmeer-gebiet stammen. Den bekannteren Schwarzen Senf baut man hierzulande in Kulturen an. Für den arzneilichen Gebrauch wird er außerdem aus Rumänien, Polen, Pakistan, Indien, der Türkei und China importiert. Der verwilderte Senf wird arzneilich nicht genutzt.

INHALTSSTOFFE: Die in der Heilkunde verwendeten Samen beider Senfsorten enthalten fettes Öl, Schleimstoffe und vor allem Senfölglykoside. Bei der Aufbereitung der Senfsamen werden die Senfölglykoside durch Enzyme in Zucker und Senföl aufgespalten. Das Öl regt die lokale Durchblutung an und wirkt hautreizend und -reinigend.

ANWENDUNGSGEBIETE: Wissenschaftlich anerkannt ist die äußerliche Anwendung von Senfsamen bei chronisch degenerativen Gelenkerkrankungen wie Arthritis, Weichteilrheumatismus und Katarrhen der Atemwege.

➤ In der Erfahrungsheilkunde werden Senfsamen überall da angewendet, wo eine bessere Hautdurchblutung erwünscht ist. Sie kommen aber auch bei Neuralgien und Harnwegsinfektionen zum Einsatz. Außerdem haben sich Senfwickel bei grippalen Infekten und Bronchialkatarrhen bewährt.

ANWENDUNGSFORM UND DOSIERUNG: Senfsamen, die man in der Apotheke als Senfmehl bekommt, werden ausschließlich zur äußerlichen Anwendung in Form von Umschlägen, Wickeln oder Fußbädern empfohlen. Man benötigt 60 bis 240 g. Senfspiritus ist lediglich bei rheumatischen Beschwerden gebräuchlich.

Gegenanzeigen: Senfwickel wirken reizend und strengen an. Daher sollte man bei geschwächten Personen vor der Anwendung den Hausarzt befragen. Nicht anwenden bei Kindern unter 6 Jahren und bei Nierenerkrankungen.

Nebenwirkungen: Bei längerer Anwendung kann es zu Haut- und Nervenschäden kommen.

SENFWICKEL ZUR ERKÄLTUNGSLINDERUNG

Bei Husten oder Schnupfen 4 Esslöffel Senfmehl (Mehl von Senfsamen) in 1 Glas lauwarmem Wasser (damit die Enzyme nicht zerstört werden) zu einem Brei verrühren. Auf ein sauberes Leinentuch streichen und auf die Brust legen. 10 bis 15 Minuten auf der Brust belassen. Anschließend die betroffenen Hautpartien unbedingt sorgfältig reinigen, damit keine Reste an den Hautfalten verbleiben.

Sennespflanze

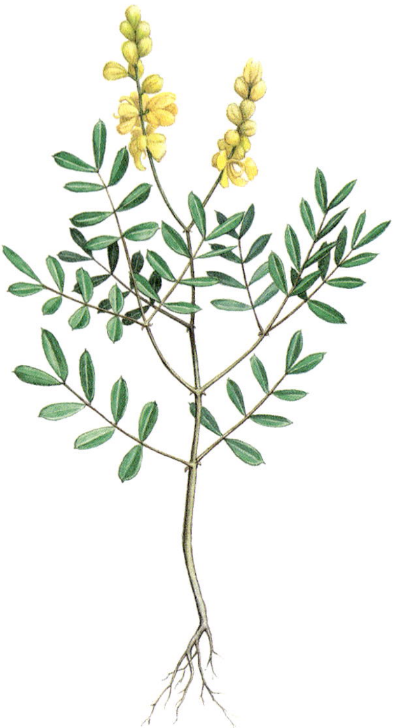

Der Einsatz der Sennespflanze als Arzneimittel geht auf arabische Ärzte aus dem 9. und 10. Jahrhundert zurück, worauf noch heute ihr Name hindeutet: »Senna« oder »Sennes« leitet sich von arabisch »sanâ« ab. Die Araber verwendeten die Hülsen der Früchte bei Augenleiden und Lepra. Durch Mönche wie den aus Nordafrika stammenden Constantinus Africanus fand die Pflanze schließlich Eingang in die Klosterheilkunde. Anders als bei den meisten Heilpflanzen blieb ihr therapeutischer Einsatz jahrhundertelang unverändert: Es war vor allem ihre reinigende Wirkung, die von den Klosterärzten besonders geschätzt wurde. Durch die Reinigung mit Sennesblättern sollte sich das physische und psychische Wohlbefinden erhöhen und ein gesunder Schlaf gefördert werden.

HERKUNFT UND ANBAU: Bei »Sennes« oder »Senna« handelt es sich um zwei verschiedene Ausgangspflanzen aus der Familie der Schmetterlingsblütler (Fabaceen): Alexandrina-Senna *(Cassia senna)* und Tinnevelly-Senna *(Cassia angustifolia)*. Die Heimat von Tinnevelly-Senna ist die arabische Halbinsel und Somalia, sie wird in Südindien in Kulturen angebaut. Alexandrina-Senna ist als Kulturpflanze im Sudan und in Oberägypten üblich.

INHALTSSTOFFE: In der Wirkungsweise besteht zwischen den Pflanzen kein Unterschied. Die wichtigsten Inhaltsstoffe der Blätter sind – neben Schleimstoffen und Flavonoiden – die Anthranoide. Sie bewirken, dass vermehrt Wasser in den Darm ausgeschieden wird, sodass ein erhöhter

Füllungsdruck entsteht und die Verweildauer des Speisebreis entsprechend verkürzt wird. Außerdem regen sie die Darmbewegungen an. Die in der Heilkunde ebenfalls verwendeten Sennesfrüchte enthalten dieselben Inhaltsstoffe wie die Blätter, allerdings in einer etwas anderen Zusammensetzung.

ANWENDUNGSGEBIETE: Wissenschaftlich anerkannt ist die Anwendung von Sennesblättern und -früchten bei akuter Verstopfung und zur Reinigung des Darms bei diagnostischen oder operativen Maßnahmen.

ANWENDUNGSFORM UND DOSIERUNG: Zur Linderung von Verdauungsbeschwerden können Sennesblätter als Tee (am besten als Kaltwasserauszug) zubereitet werden. Die Tagesdosis beträgt 2 bis 4 g. Die Blätter sind auch in Form von Trockenpulver für die Teezubereitung geeignet.
Gegenanzeigen: Nicht anwenden während der Schwangerschaft, bei Darmverschluss und akuten entzündlichen Darmerkrankungen. Sennesblätter und -früchte gehören zu den stimulierenden Abführmitteln und dürfen nicht länger als 1 bis 2 Wochen eingenommen werden. Eine Daueranwendung kann zu einer Verstärkung der Darmträgheit führen.
Nebenwirkungen: Es kann zu allergischen Reaktionen und krampfartigen Magen-Darm-Beschwerden kommen. Bereits bei normaler Dosierung kann sich der Harn rot färben – eine jedoch völlig harmlose Reaktion. Zu hohe Dosierungen können Durchfall mit Elektrolytverlust verursachen.

SENNESTEE ZUM ABFÜHREN

Bei akuter Verstopfung 2 Teelöffel Sennesblätter oder -früchte mit 1/2 Liter kaltem oder lauwarmem Wasser übergießen, 8 Stunden ziehen lassen, abseihen und leicht erwärmen. Am Abend 1 bis 2 Tassen trinken. Als Heißwasserauszug kann man den Tee aus 2 Teelöffeln Sennesblättern und -früchten auf 1 Tasse Wasser herstellen.

Spargel

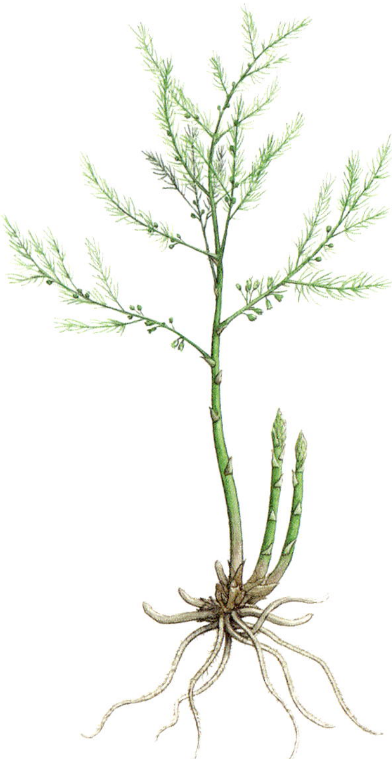

Im alten China wurde Spargel bereits vor 5000 Jahren gegen Husten, Geschwüre und bei Harnproblemen verordnet. Der römische Staatsmann Cato nannte Spargel »eine Schmeichelei des Gaumens«, und laut Plinius war er »die zuträglichste Speise für den Magen«. Wie Dioskurides berichtete, nutzten die griechischen Ärzte die Spargelwurzel als Heilmittel bei Erkrankungen der Harnwege, der Milz und der Leber. Erst im Mittelalter gelangte der Spargel über die Alpen und wurde bald von der Klosterheilkunde entdeckt, wobei man die Anwendungsgebiete von Dioskurides weitgehend übernahm.

HERKUNFT UND ANBAU: Der Spargel gehört zur Familie der Liliengewächse (Liliaceen) und war ursprünglich in Südeuropa, Nordafrika und Vorderasien heimisch. Als Kulturpflanze ist er mittlerweile in fast allen Ländern mit gemäßigtem und warmem Klima verbreitet. Die Gemüsepflanze besteht aus einem holzigen Wurzelstock mit schwammigen Wurzeln, aus dem im Frühjahr die »Spargelstangen« (Sprosse) austreiben.

INHALTSSTOFFE: Der in der Heilkunde verwendete Wurzelstock des Spargels enthält Flavonoide, Saponine, Kohlenhydrate, Aminosäuren, Vitamine und Mineralstoffe sowie fettes und ätherisches Öl. Diese Stoffe sorgen für die harntreibende Wirkung des Spargelwurzelstocks. Die frischen Spargelsprossen enthalten sehr wenig Nährstoffe, dafür reichlich Wasser, Vitamine, Ballast- und Mineralstoffe. Sie wirken schwach abführend und harntreibend.

ANWENDUNGSGEBIETE: Wissenschaftlich anerkannt ist die Anwendung von Spargel zur Durchspülungstherapie bei entzündlichen Erkrankungen der ableitenden Harnwege und zur Vorbeugung vor Nierengrieß.

➤ In der Erfahrungsheilkunde wird Spargelwurzelstock zum Abnehmen und Entwässern sowie zur »Blutreinigung« eingesetzt. Zudem wird er unter anderem gegen Verstopfung, Leber- und Milzleiden, Gicht, rheumatische Beschwerden sowie Ödeme empfohlen. In der Erfahrungsheilkunde gilt neben dem Wurzelstock auch das Kraut als Mittel zum Entwässern.

ANWENDUNGSFORM UND DOSIERUNG: Die innerliche Anwendung des Spargelwurzelstocks als Tee ist zwar üblich, aber kaum sinnvoll, da sich die für einen therapeutischen Effekt empfohlene Tagesdosis von 45 bis 60 g mit der üblichen Teedosierung nicht erreichen lässt. Daher sollte man den Spargelwurzelstock möglichst mit stärker entwässernden Pflanzen (z. B. Brennnesselwurzel) mischen. Diese Empfehlung gilt auch für Fertigpräparate.

➤ Eine Kur mit dem kalorienarmen Spargelgemüse ist ebenfalls sinnvoll, sollte aber auf die Dauer von maximal 10 Tagen beschränkt bleiben.

Gegenanzeigen: Nicht anwenden bei einer entzündlichen Nierenerkrankung.

Nebenwirkungen: Selten kann es zu allergischen Hautreaktionen kommen.

SPARGELTEEMISCHUNG ZUR DURCHSPÜLUNG

Lassen Sie sich bei Nierensteinleiden in der Apotheke eine Teemischung aus 25 g Spargelwurzelstock, 25 g Mäusedornwurzel, 20 g Brennnesselkraut, 20 g Birkenblättern und 10 g Pfefferminzblättern zusammenstellen. 2 Teelöffel Teemischung mit 1 Tasse Wasser übergießen, zugedeckt kurz aufkochen, 10 Minuten ziehen lassen und abseihen. Täglich 3- bis 5-mal 1 Tasse nach den Mahlzeiten trinken und jeweils 1 Glas Wasser nachtrinken.

Spitzwegerich

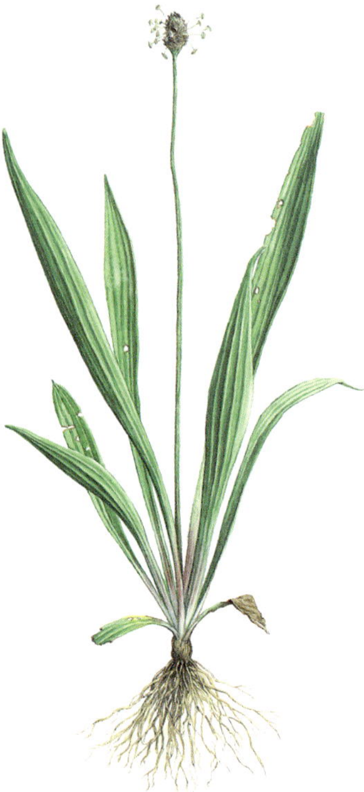

Aus der Tatsache, dass Wegerich selbst auf viel benutzten Wegen durch Hufe und eisenbeschlagene Räder nicht zu vertreiben war, schloss man in der Antike, dass die robuste Pflanze auch wirksam bei Verletzungen sein müsste. So setzte Dioskurides die Spitzwegerichblätter bereits als Auflage bei Hautproblemen ein. Als Gemüse mit Salz und Essig gekocht, sollte Wegerich bei Magenkrankheiten und sogar gegen die Ruhr helfen. Dioskurides' Zeitgenosse Plinius empfahl den Saft des Wegerichs gegen Skorpionstiche, Schlangenbisse und Rheuma. Auch die Klosterheilkunde nutzte die Heilwirkung des Wegerichs: Hildegard von Bingen riet zu seiner Verwendung bei Gicht, geschwollenen Drüsen und Knochenbrüchen. Als starker Einlauf sollte er sogar ein Gegenmittel bei »Liebeszauber« sein.

HERKUNFT UND ANBAU: Die Wegerichgewächse bilden eine eigene Familie (Plantaginaceen), zu der neben dem Spitz- auch der Breit- und der Sandwegerich gehört. Wohl ursprünglich auf der nördlichen Erdhalbkugel heimisch, ist der Spitzwegerich heute weltweit verbreitet. Obwohl die Pflanze häufig wild vorkommt, wird sie für den arzneilichen Gebrauch bei uns in Kulturen angebaut. Importe stammen zudem aus Anbauten aus den Niederlanden und osteuropäischen Ländern.

INHALTSSTOFFE: Die in der Heilkunde verwendeten Spitzwegerichblätter enthalten Iridoidglykoside, Schleim- und Gerbstoffe, Flavonoide, Phenylethanoide, Kieselsäure und Mineralstoffe. Die Schleimstoffe bewirken eine

Reizlinderung der entzündeten Schleimhäute und helfen bei Husten und Halsschmerzen, während die Gerbstoffe zusammenziehend und die Iridoide bakterienhemmend wirken.

ANWENDUNGSGEBIETE: Wissenschaftlich anerkannt ist die innerliche Anwendung von Spitzwegerich bei Katarrhen der Atemwege und die äußerliche Anwendung bei Entzündungen im Mund- und Rachenraum sowie der Haut.

➤ In der Erfahrungsheilkunde werden Spitzwegerichblätter auch gegen Husten, Asthma, Hämorrhoiden, Furunkeln und Durchfall sowie zur ersten Wundversorgung bei Hautverletzungen eingesetzt.

ANWENDUNGSFORM UND DOSIERUNG: Spitzwegerichblätter können bei Erkältungskrankheiten und Durchfall als Tee, Sirup oder Frischpflanzenpresssaft eingenommen werden. Die Tagesdosis beträgt 6 g (Blätter) bzw. 3 Esslöffel (Saft und Sirup).

➤ Bei Entzündungen der Mund- und Rachenschleimhaut wird der Tee als Gurgellösung verwendet. Gebräuchlich sind aber auch Sirup, Flüssigextrakt, Frischpflanzenpresssaft oder Pastillen.

➤ Bei Furunkeln und Hämorrhoiden nutzt man den Tee zu Waschungen der betroffenen Hautpartien.

➤ Zur ersten Wundversorgung und bei Insektenstichen können Spitzwegerichblätter – zerrieben oder gekaut – auch direkt aufgelegt werden.

Gegenanzeigen und Nebenwirkungen sind nicht bekannt.

SPITZWEGERICHTEE ZUM HUSTENLÖSEN

2 gehäufte Teelöffel Spitzwegerichblätter mit 1 Tasse kaltem Wasser übergießen, 1 bis 2 Stunden ziehen lassen, abseihen und dann erwärmen.

Bei Entzündungen im Mund- und Rachenraum (z. B. Mandelentzündung) sowie Reizhusten mehrmals täglich 1 Tasse trinken oder gurgeln.

Steinkleekraut

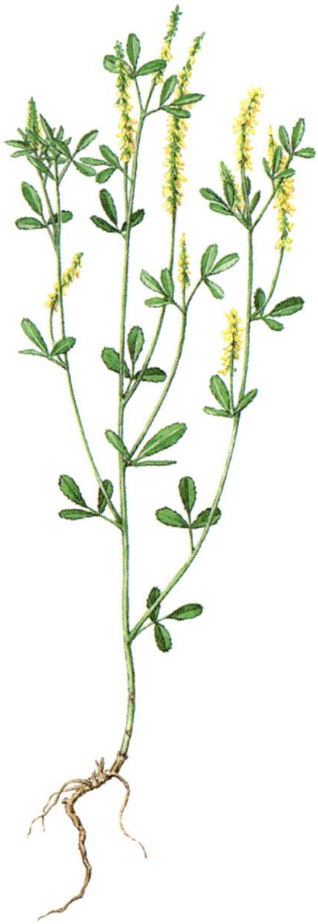

Schon in der Antike empfahl der griechische Arzt und Gelehrte Dioskurides den Steinklee äußerlich zur Erweichung von Geschwüren, bei Ausschlägen und Grind sowie innerlich bei Magenschmerzen. Im Mittelalter nutzte man die Pflanze wegen ihrer wundheilenden, harn- und schweißtreibenden sowie schmerzstillenden Eigenschaften. Als typische Anwendungsgebiete wurden im 16. Jahrhundert Uterusverhärtungen, »hitzige Augen«, Geschwüre und Ohrenschmerzen aufgeführt. In der Volksmedizin war Steinklee eines der gebräuchlichsten Mittel gegen Hämorrhoiden und Krampfadern. Er wurde zudem gern zur Abwehr von Motten in die Kleiderschränke gehängt.

HERKUNFT UND ANBAU: Der zur Familie der Schmetterlingsblütler (Fabaceen) zählende Steinklee ist in Europa und Asien weit verbreitet. Man unterscheidet den Echten Steinklee (*Melilotus officinalis*) und den Hohen Steinklee (*Melilotus altissimus*), die in ihrer Wirkung sehr ähnlich sind. Während der Echte Steinklee vor allem auf stickstoffreichen Böden wächst, bevorzugt der Hohe Steinklee feuchte und salzhaltige Standorte. Für den arzneilichen Gebrauch kommen beide Arten vor allem aus Kulturen in Osteuropa.

INHALTSSTOFFE: In der Heilkunde wird – anders als bei den meisten Pflanzen – das blühende Kraut des Steinklees verwendet, dessen Hauptwirkstoff Cumarin beim Trocknen freigesetzt wird. Außerdem enthält das Kraut Flavonoide und Saponine, die eine entzündungshemmende und venenabdichtende Wirkung haben. Insgesamt verbessern die Inhaltsstoffe auf diese Weise den venösen Rückfluss des Blutes.

ANWENDUNGSGEBIETE: Wissenschaftlich anerkannt ist die innerliche Anwendung des Steinkleekrauts bei Schmerzen und Schweregefühl in den Beinen sowie zur Behandlung von Lymphstauungen und Hämorrhoiden. Äußerlich wird es bei Prellungen und Verstauchungen angewendet.

➤ In der Erfahrungsheilkunde dient Steinklee auch als harntreibendes Mittel.

ANWENDUNGSFORM UND DOSIERUNG: Empfehlenswert für eine optimale Wirkung ist die Einnahme von Fertigpräparaten mit einem Cumarin-Mindestgehalt von 3 bis 30 mg. Bei Venenproblemen kann Steinkleekraut auch als Tee eingenommen werden.

➤ Zur äußerlichen Anwendung helfen Salben oder ein Breiumschlag, der auf die betroffenen Stellen aufgelegt wird.

Nebenwirkungen: In seltenen Fällen können bei der Einnahme von Steinkleekraut Kopfschmerzen auftreten. Gegenanzeigen sind nicht bekannt.

STEINKLEE-UMSCHLAG BEI PRELLUNGEN

3 Esslöffel Steinkleekraut mit 1 Tasse kochendem Wasser übergießen, 10 Minuten ziehen lassen und abseihen. Bei stumpfen Verletzungen (z. B. Prellungen, Verstauchungen) ein Leinentuch in den abgekühlten Sud tauchen, auf die schmerzenden Stellen auflegen und 30 Minuten einwirken lassen. Den Umschlag täglich 3-mal erneuern.

Stiefmütterchen

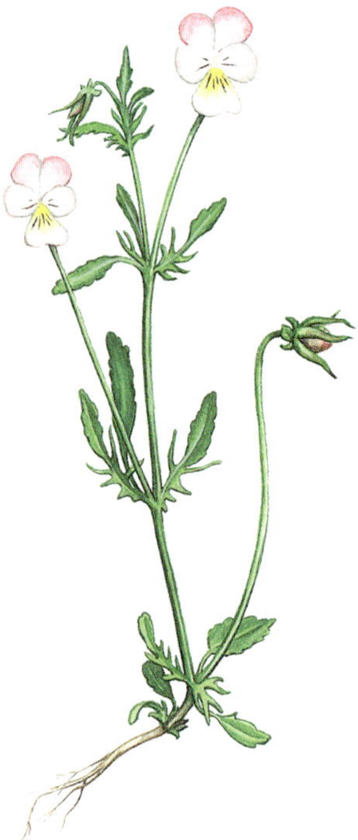

Im Mittelalter zählten die Veilchen-Arten zum Reigen der großen Arzneipflanzen: Sie wurden bei Kinderkrankheiten, gegen Kopfschmerzen, Epilepsie und Husten empfohlen. Von überragender Bedeutung war auch das Veilchenöl, das allein oder zusammen mit Rosenöl eine wichtige Grundlage für die Herstellung von komplexen Arzneimitteln bildete. Es kam bei fast allen äußerlichen Krankheiten und Verletzungen zum Einsatz und wurde wegen seiner kühlenden Wirkung auch bei Fieber angewendet. Darüber hinaus sollte es bei allen Schmerzen im Kopfbereich hilfreich sein und auch das Einschlafen verbessern. Erst ab dem 16. Jahrhundert wurde das Stiefmütterchen klar von den anderen Veilchen-Arten unterschieden, verlor dann jedoch an Bedeutung, bis seine Heilwirkung im 20. Jahrhundert wiederentdeckt wurde.

HERKUNFT UND ANBAU: Das Wilde Stiefmütterchen gehört zur Familie der Veilchengewächse (Violaceen) und ist in allen gemäßigten Zonen Europas und Asiens heimisch. Die einjährige Pflanze wächst bevorzugt an Äckern und auf trockenen Wiesen. Für den arzneilichen Gebrauch wird die Pflanze in Kulturen vor allem in Frankreich und in den Niederlanden angebaut, zum Teil stammt sie auch aus Wildsammlungen.

INHALTSSTOFFE: Das in der Heilkunde verwendete blühende Kraut des Stiefmütterchens enthält vor allem Flavonoide, Saponine, Schleimstoffe, Salicylsäure-Derivate und Vitamin C. Diese Inhaltsstoffe haben eine entzündungshemmende, kortisonähnliche Wirkung.

ANWENDUNGSGEBIETE: Wissenschaftlich anerkannt ist die Anwendung von Stiefmütterchenkraut bei leichten seborrhoischen Hauterkrankungen (wie Akne, Grindflechte und Ekzeme) sowie bei Milchschorf bei Kleinkindern.

➤ In der Erfahrungsheilkunde ist das Kraut wegen seiner milden Wirkung besonders bei der Behandlung von Kindern geschätzt, wo es unter anderem bei Windeldermatitis eingesetzt wird. Außerdem hat es sich bei Husten, Halsschmerzen, Fieber, Rheuma, Gicht und Arteriosklerose bewährt. Auch als Blutreinigungsmittel wird es empfohlen.

ANWENDUNGSFORM UND DOSIERUNG: Bei Hautkrankheiten sind entweder Teeaufgüsse, Umschläge oder Sitzbäder mit Stiefmütterchenkraut hilfreich. Zur Behandlung von Windeldermatitis bei Kleinkindern übergießt man 2 bis 3 Esslöffel Stiefmütterchenkraut mit 1 Liter kochendem Wasser, lässt es 5 Minuten ziehen, seiht den Sud ab und gibt ihn in eine Babywanne mit warmem Wasser. Das Kleinkind 15 Minuten bei 37 °C baden.

➤ Bei Erkältungskrankheiten trinkt man den Stiefmütterchentee allein oder mit anderen Pflanzen (z. B. Lindenblüten) gemischt.

Gegenanzeigen und Nebenwirkungen sind nicht bekannt.

STIEFMÜTTERCHEN-UMSCHLAG BEI EKZEMEN

2 Teelöffel Stiefmütterchenkraut mit 1 Tasse heißem Wasser übergießen, 10 Minuten ziehen lassen und abseihen. Bei Ekzemen, aber auch bei Akne ein Leinentuch in den abgekühlten Sud tauchen und auf die betroffenen Hautpartien auflegen. Täglich 1- bis 2-mal anwenden.

Süßholz

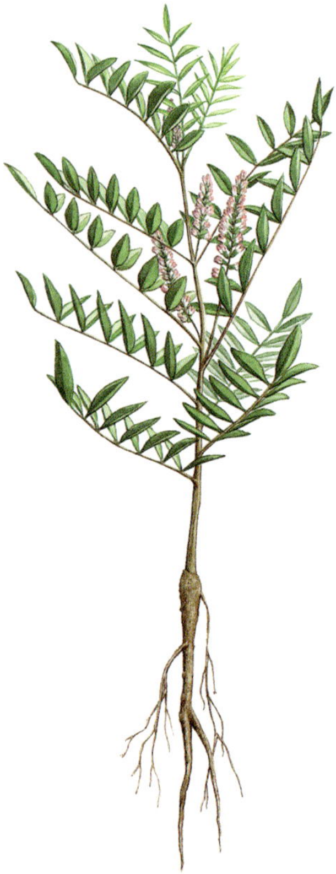

Die Süßholzwurzel, deren Saft für das allseits beliebte Lakritz verantwortlich ist, war schon den Schriftstellern der Antike geläufig. Die Griechen gaben ihr den Namen »Glycyrrhiza« (glykys = süß, rhiza = die Wurzel), aus dem sich im Mittelalter das lateinische »liquiritia« entwickelte. Bereits Dioskurides beschrieb die Heileffekte der Pflanze recht ausführlich. Die breite Palette der Anwendungsgebiete reichte von Husten, Asthma und Brustbeschwerden bis hin zu Leber-, Blasen- und Nierenleiden. In der frühen Phase der Klosterheilkunde wurde Süßholz kaum beachtet, wahrscheinlich weil es besonders nördlich der Alpen nur schwer zu bekommen war. Spätestens ab dem 12. Jahrhundert war es in der Heilkunde wieder stärker präsent, wobei man im Wesentlichen die bereits in der Antike bekannten Anwendungsgebiete übernahm.

HERKUNFT UND ANBAU: Süßholz gehört zur Familie der Schmetterlingsblütler (Fabaceen) und stammt aus dem Mittelmeergebiet, Kleinasien und Russland. Für den Gebrauch als Arzneimittel unterscheidet man zwischen Süßholz aus Spanien, Südfrankreich und Italien, der Spanischen Ware, sowie Süßholz aus dem Wolgagebiet, dem Irak und China, der Russischen Ware.

INHALTSSTOFFE: Die in der Heilkunde verwendete Süßholzwurzel enthält vor allem Saponine (darunter Glycyrrhizin), Flavonoide (darunter Liquiritin), Cumarine, Phytosterole und Schleimstoffe. Das Glycyrrhizin hat eine entzündungshemmende und schleimhautschützende Wirkung. Eine Erhöhung der Schleimsekretion kann ebenso beobachtet werden wie eine auswurffördernde und krampflösende Wirkung.

ANWENDUNGSGEBIETE: Wissenschaftlich anerkannt ist die Anwendung von Süßholzwurzel bei Katarrhen der Atemwege. Außerdem ist sie eines der wenigen hilfreichen Mittel bei Magen- und Darmgeschwüren.

➤ In der Erfahrungsheilkunde wird der Saft der Süßholzwurzel bei Sodbrennen und säurebedingten Magenbeschwerden verwendet.

ANWENDUNGSFORM UND DOSIERUNG: Süßholzwurzel ist in vielen Teemischungen enthalten und kann bei Magen- und Darmgeschwüren sowie Erkältungskrankheiten auch allein als Tee zubereitet werden. Aus Geschmacksgründen sollte man die geschälten Wurzelstücke verwenden. Die Tagesdosis beträgt 5 bis 15 g, die Anwendung sollte auf 6 Wochen beschränkt bleiben.

➤ Gegen Gastritis und Magengeschwüre nimmt man Süßholz auch als Sirup oder Saft ein: Dabei wird 1 g Süßholzsaft in 100 ml heißem Wasser aufgelöst und 2- bis 3-mal täglich eingenommen.

➤ Während der Anwendung von Süßholz auf möglichst kaliumreiche Kost achten (z. B. getrocknete Aprikosen oder Brennnesseltee).

Gegenanzeigen: Nicht anwenden bei Leberzirrhose, chronischer Leberentzündung, Diabetes, Bluthochdruck und Kaliummangel sowie während der Schwangerschaft und Stillzeit.

Nebenwirkungen: Bei hoch dosierter Anwendung über einen Zeitraum von 6 Wochen kann es zu Ödembildung und Bluthochdruck kommen.

Wechselwirkungen: Nicht anwenden, wenn Digitalis-Präparate oder Saluretika eingenommen werden.

SÜSSHOLZTEE ZUR REIZLINDERUNG

Bei Husten sowie zur unterstützenden Behandlung von Magen- und Darmgeschwüren 1 knappen Teelöffel zerkleinerte Süßholzwurzel mit 1 Tasse kochendem Wasser übergießen, 15 bis 20 Minuten ziehen lassen und abseihen. Täglich 3- bis 5-mal 1 Tasse trinken.

Thymian

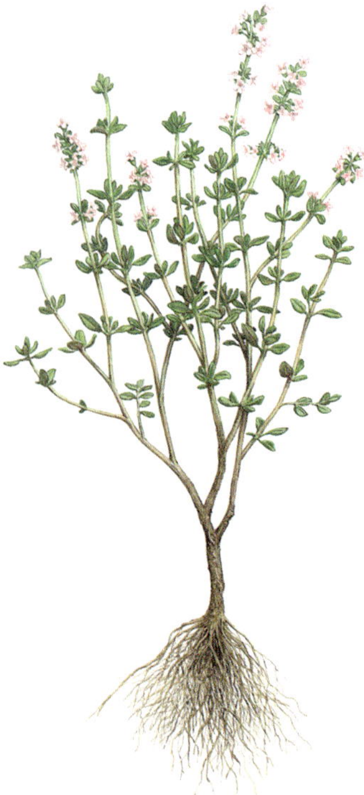

Seit mehr als 4000 Jahren wird das stark duftende Kraut als Gewürz- und Arzneipflanze verwendet. Dem intensiven Aroma verdankt es wahrscheinlich auch seinen Namen, denn Thymian leitet sich vermutlich von griechisch »thyein«, räuchern oder Rauchopfer darbringen, ab. Laut Dioskurides sollte Thymiankraut bei Asthma helfen, den Schleim in Rachen und Magen lösen, den Bandwurm vertreiben und Harn und Menstruation fördern. Äußerlich kam Thymian in der antiken Medizin bei Hämorrhoiden, Ödemen, Warzen und Ischias zum Einsatz. Im Mittelalter lobte das ›Lorscher Arzneibuch‹ den Thymian über alle Maßen und beschrieb ihn beinahe als Allheilmittel für die unterschiedlichsten Krankheiten: ob Leber- oder Milzprobleme, Verdauungsbeschwerden oder Magenschmerzen.

HERKUNFT UND ANBAU: Der zur Familie der Lippenblütler (Lamiaceen) zählende Thymian ist im Mittelmeerraum beheimatet. Für den arzneilichen Gebrauch stammt die Pflanze zum größten Teil aus Kulturen in Deutschland, kleinere Mengen werden aus Spanien, Polen und Ungarn eingeführt.

INHALTSSTOFFE: Das in der Heilkunde verwendete Thymiankraut ist reich an ätherischem Öl, Flavonoiden und Gerbstoffen. Das ätherische Öl mit dem wichtigsten Inhaltsstoff Thymol wirkt schleim- und krampflösend. Außerdem aktiviert es direkt die Schleim abtransportierenden Härchen in den Bronchien, wirkt antimikrobiell gegen Bakterien, Viren und Pilze und fördert zudem die Durchblutung der Haut.

ANWENDUNGSGEBIETE: Wissenschaftlich anerkannt ist die innerliche Anwendung von Thymiankraut zur Behandlung von Katarrhen der oberen Atemwege einschließlich Keuchhusten.

➤ Die Erfahrungsheilkunde empfiehlt Thymiankraut äußerlich zur unterstützenden Behandlung bei rheumatischen Beschwerden, Hautproblemen und entzündlichen Erkrankungen im Mund- und Rachenraum. Innerlich angewendet, soll es zur Durchspülung der Harnwege, bei Appetitlosigkeit, zur Stärkung des Magens sowie als Wurmmittel nützlich sein.

ANWENDUNGSFORM UND DOSIERUNG: Bei Erkrankungen der Atemwege sind Teezubereitungen oder Flüssigextrakte als Fertigpräparate empfehlenswert. Die Tagesdosis beträgt 10 g.

➤ Zum Inhalieren bei Entzündungen im Mund- und Rachenraum nicht mehr als 2 Tropfen Thymianöl in heißes Wasser geben und 15 bis 20 Minuten einatmen. Alternativ bietet sich eine Gurgellösung aus dem Thymiantee oder einer 10-fach verdünnten Thymian-Tinktur an.

➤ Zur Förderung der Durchblutung bei rheumatischen Beschwerden kann man 10 ml Thymianöl mit 90 ml Weizenkeimöl oder 40-prozentigem Alkohol mischen und die betroffenen Körperstellen damit einreiben.

➤ Bei Hautproblemen infolge von Viren-, Pilz- oder Bakterienbefall ist es ratsam, noch stärker verdünntes Thymianöl aufzutragen.

Gegenanzeigen: Das ätherische Öl nicht in der Schwangerschaft anwenden.

Nebenwirkungen: Von einer dauerhaften äußerlichen Anwendung des ätherischen Öls für Bäder oder großflächige Einreibungen ist abzuraten.

THYMIANTEE ZUM HUSTENLÖSEN

2 Teelöffel Thymiankraut mit 1 Tasse kochendem Wasser übergießen, zugedeckt 5 Minuten ziehen lassen und abseihen. Bei Husten, Bronchitis und Keuchhusten mehrmals täglich 1 Tasse möglichst heiß trinken.

Wegwarte

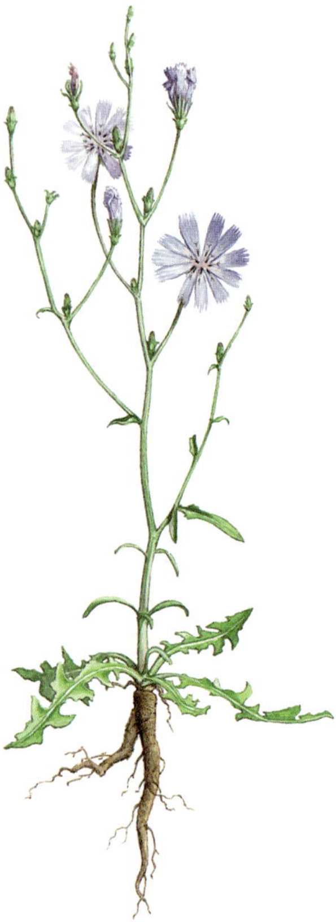

Obwohl schon in der Antike als magenstärkende Arzneipflanze bekannt, wurde die Wegwarte von der Klosterheilkunde zunächst kaum beachtet. Hildegard von Bingen war die Erste, die sich mit der Wegwarte befasste und sie als Mittel bei Heiserkeit und zur Förderung der Verdauung empfahl. Die weitere Geschichte der Pflanze lässt sich nur schwer verfolgen, da beinahe alle Namen, die die mittelalterlichen Autoren für die Wegwarte kannten (unter anderem waren »Sonnenwirbel«, »Cichorea« oder »Ringelkraut« geläufig), auch für die Ringelblume benutzt wurden. Dementsprechend gingen auch die Beschreibungen der Heilwirkungen ineinander über. Dass Ringelblume und Wegwarte im Mittelalter kaum auseinander gehalten wurden, ist erstaunlich, da sie sich nicht nur in der Farbe ihrer Blüten deutlich voneinander unterscheiden. Bis in die Neuzeit hinein galt die Wegwarte als gesundes Lebensmittel – sei es gekocht als Gemüse oder als Kaffee-Ersatz.

HERKUNFT UND ANBAU: Wie der Löwenzahn gehört die Wegwarte zur Familie der Korbblütler (Asteraceen). Die ein- bis zweijährige Pflanze wird bis zu 60 Zentimeter hoch und bevorzugt trockene Standorte wie Äcker und Wegränder. Sie ist in Europa, Nordafrika und Vorderasien heimisch. In Amerika, Australien und Neuseeland wurde sie angesiedelt.

INHALTSSTOFFE: Die in der Heilkunde verwendeten Wurzeln und Blätter der Wegwarte enthalten als Hauptwirksubstanzen Bitterstoffe, die verdauungsfördernd und allgemein stärkend wirken. Die Wurzel enthält zudem Gerbstoffe und Kohlenhydrate, die Blätter Flavonoide.

ANWENDUNGSGEBIETE: Wissenschaftlich anerkannt ist die Anwendung von Wegwartenwurzeln und -blättern als bitteres Anregungsmittel, das bei Blähungen, Magen- und Verdauungsbeschwerden, Appetitlosigkeit sowie mangelndem Gallenfluss hilft.

➤ In der Erfahrungsheilkunde wird die Wegwarte nicht nur zur Behandlung von Leber- und Gallenstörungen, sondern auch bei allgemeinen Schwächezuständen sowie Hautunreinheiten verwendet.

ANWENDUNGSFORM UND DOSIERUNG: Wegwartenkraut ist ein häufiger Bestandteil in verdauungsstärkenden Teemischungen, kann aber auch allein verwendet werden. Die Tagesdosis beträgt 3 g.

➤ Die Teemischung für eine entlastende Frühjahrskur besteht zu gleichen Teilen aus Wegwarten- und Löwenzahnkraut mit Wurzel und Pfefferminzblättern. Die Kur sollte 2 bis 3 Wochen dauern, wobei täglich 2 Tassen ungesüßter Tee getrunken werden. Für die reinigende Wirkung ist es nötig, zusätzlich viel Wasser zu trinken, damit der Körper noch stärker entgiftet wird.

Gegenanzeigen: Bei Gallensteinleiden sollte die Anwendung nur nach Rücksprache mit dem Arzt erfolgen.

Nebenwirkungen: In seltenen Fällen kann es nach der Einnahme von Wegwartenkraut zu allergischen Hautreaktionen kommen.

WEGWARTENTEE ZUR VERDAUUNGSANREGUNG

1 Teelöffel Wegwartenkraut mit 1 Tasse kochendem Wasser übergießen, 20 Minuten knapp unter dem Siedepunkt kochen lassen und abseihen.

Bei Blähungen und allgemeinen Verdauungsbeschwerden täglich 2- bis 3-mal jeweils vor den Mahlzeiten 1 Tasse schluckweise trinken.

Weiden

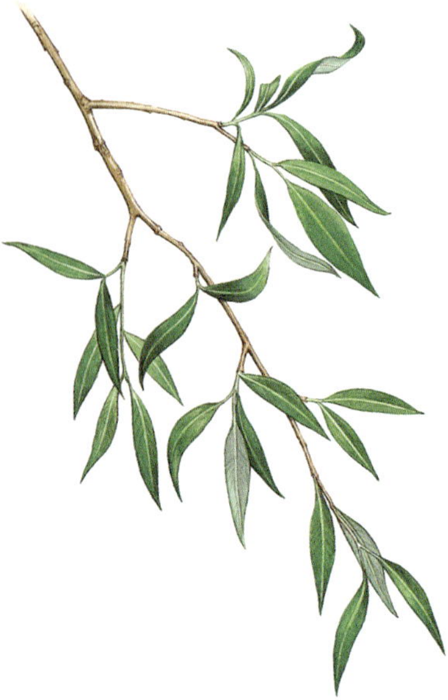

Bereits der Arzt Dioskurides empfahl im antiken Griechenland den Saft der Weidenblätter bei Ohrenleiden und die Rinde bei Hautverhärtungen und Grind. Die fein geriebenen Blätter mit etwas Pfeffer gemischt und in Wein getrunken, sollten angeblich die Empfängnis verhüten. Die Klosterheilkunde setzte die Weide sowohl bei Schmerzen als auch als Mittel gegen Fieber ein. Ihre Verwendung wurde sogar bei schweren, sehr schmerzhaften Gichtanfällen als schmerzlindernd empfunden. Somit waren bereits damals die beiden wichtigsten heute noch üblichen Anwendungsgebiete bekannt. Außerdem sprach man der Weide eine dämpfende Wirkung auf die sexuelle Erregbarkeit zu. Diese Eigenschaft beschäftigte selbst noch die moderne Wissenschaft. Bis ins 20. Jahrhundert gab es Forscher, die die anaphrodisierende Wirkung für stärker als die fiebersenkende hielten.

HERKUNFT UND ANBAU: Für die Verwendung in der Heilkunde eignen sich verschiedene der zahlreichen Arten der Weidengewächse (Saliciaceen). Allein in Deutschland gibt es über 25 Arten und viele Bastarde. Die Weiden sind in Europa, Asien und teilweise auch in Nordamerika heimisch. Für den arzneilichen Gebrauch werden sie aus den Ländern des ehemaligen Jugoslawien, aus Bulgarien, Ungarn und Rumänien eingeführt.

INHALTSSTOFFE: Der wichtigste Wirkstoff der in der Heilkunde verwendeten Weidenrinde ist das Salicin, das in der Leber zu Salicylsäure umgewandelt wird. Diese Säure hemmt Entzündungen, kann Kopfschmerzen lindern und das Fieber senken. Außerdem lindert sie die Schmerzen bei rheumatischen Beschwerden. Für die Wirkungen der Weidenrinde mitverantwortlich sind außerdem Gerbstoffe und Flavonoide. Letztere sorgen dafür, dass Weiden antioxidative Eigenschaften besitzen, also als Radikalfänger wirken.

ANWENDUNGSGEBIETE: Wissenschaftlich anerkannt ist die Anwendung von Weidenrinde bei fiebrigen Erkrankungen. Sie eignet sich besonders für die längere Einnahme als Schmerzmittel bei rheumatischen Beschwerden. Da außerdem eine entwässernde Wirkung festgestellt wurde, ist auch ihre Anwendung bei Gicht sinnvoll.

ANWENDUNGSFORM UND DOSIERUNG: Zur Linderung von Schmerzen und bei fiebrigen Erkrankungen ist vor allem ein Tee aus Weidenrinden empfehlenswert. Die Tagesdosis beträgt 6 bis 12 g. Weidenrinde wird auch in Teemischungen wie Erkältungs-, Grippe- und Rheumatees angeboten. Daneben gibt es Weidenrinde als Fertigpräparat in Form von Dragees.
Gegenanzeigen: Bei spastischer Bronchitis und Asthma bronchiale sollte auf Weidenrinde verzichtet werden, da es durch die Salicylate zu einer Verstärkung der Symptome kommen kann. Weidenrindentee nicht während der Schwangerschaft trinken.
Nebenwirkungen: In ganz seltenen Fällen können bei der Einnahme von Weidenrinden-Zubereitungen Magen-Darm-Beschwerden auftreten.

WEIDENRINDENTEE ZUR SCHMERZLINDERUNG

1 Teelöffel klein geschnittene Weidenrinde mit 1 Tasse kochendem Wasser übergießen, 20 Minuten ziehen lassen und abseihen. Bei akuten Schmerzen 5 bis 9 Tassen über den Tag verteilt trinken. Der Tee ist auch bei Fieber und fiebriger Erkältung empfehlenswert.

Weißdorn

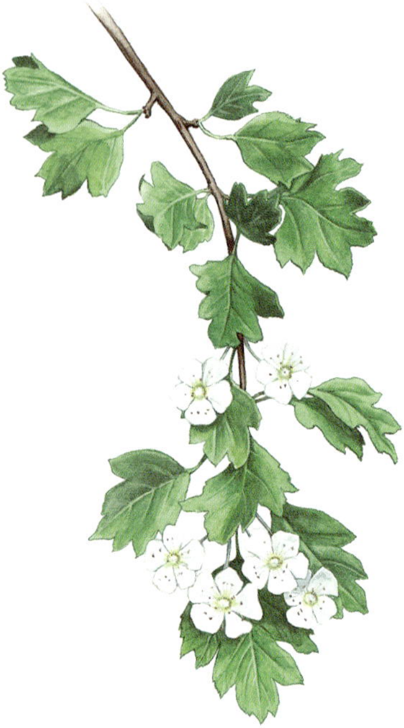

Der Weißdorn durchlief in den letzten 2000 Jahren eine sehr wechselhafte Geschichte innerhalb der medizinischen Epochen. Bereits die großen Ärzte der Spätantike nutzten seine Heilkräfte. Laut Plinius sollten die Beeren bei Schlangenbissen helfen, während sein Zeitgenosse Dioskurides sie gegen Durchfall empfahl. Außerdem sollte die fein gestoßene Wurzel – als Umschlag angewendet – Splitter und Dornen herausziehen. Die mittelalterliche Klosterheilkunde schenkte dem Weißdorn zunächst keine besondere Beachtung. Es ist der Medizinschule von Salerno zu verdanken, dass der Weißdorn in die abendländische Heilkunde zurückkehrte, wobei man sich ganz an den aus der Antike überlieferten Anwendungsgebieten orientierte. Nach damaliger Vorstellung sollte der Weißdorn innerlich bei Durchfall und Magenkrämpfen wirken, äußerlich bei Geschwüren und zur Blutstillung – was deutlich zeigt, dass der Weißdorn nicht nur in der Antike, sondern bis zur frühen Neuzeit ein anderes Anwendungsspektrum besaß als heute.

HERKUNFT UND ANBAU: Die Weißdorn-Arten gehören zur Familie der Rosengewächse (Rosaceen). Sie gedeihen in ganz Europa und im östlichen Mittelmeerraum. Für die Verwendung in der Heilkunde eignen sich viele Arten, zumal der Weißdorn leicht bastardisiert. Für den arzneilichen Gebrauch wird er aus ost- und südosteuropäischen Ländern eingeführt.

INHALTSSTOFFE: Die Zusammensetzung der Inhaltsstoffe ist selbst in der gleichen Pflanzenart oft sehr unterschiedlich. Für die Wirkung der in der Heilkunde verwendeten Früchte, Blätter und Blüten sind jedoch vor allem Procyanidine und Flavonoide verantwortlich. Diese Inhaltsstoffe führen durch einen gesteigerten Koronardurchfluss zu einer verbesserten Durchblutung des Herzmuskels. Außerdem nimmt der Gefäßwiderstand in den peripheren Arterien ab, wodurch insgesamt eine bessere Durchblutung entsteht.

ANWENDUNGSGEBIETE: Wissenschaftlich anerkannt ist die innerliche Anwendung von Weißdorn zur unterstützenden Behandlung bei Herzinsuffizienz im Stadium II (Beschwerden wie Herzrasen und Atemnot nur bei stärkerer körperlicher Belastung). Vermutlich ist Weißdorn auch bei fortgeschrittenen Formen der Herzinsuffizienz nützlich.

➤ In der Erfahrungsheilkunde wird Weißdorn bei funktionellen Herzbeschwerden, koronarer Herzkrankheit sowie Herzrhythmusstörungen empfohlen. Auch auf Altersherzbeschwerden sowie Herzmuskelschwäche nach Infektionskrankheiten soll sich die Einnahme der Weißdornfrüchte positiv auswirken. Die Früchte werden außerdem gegen erhöhten Blutdruck und Arteriosklerose eingesetzt.

ANWENDUNGSFORM UND DOSIERUNG: Zur Stärkung der Herz-Kreislauf-Funktion ist eine Teezubereitung aus Weißdornblättern und -blüten ratsam. Die Tagesdosis beträgt 5 g.

➤ Zur Erhöhung der Schlagkraft des Herzens, zur Linderung von Herzrasen und zur besseren Versorgung des Herzens mit Sauerstoff sind Fertigpräparate (Kapseln, Tabletten oder Tropfen) aus Dosisgründen die sicherste Lösung. Die Weißdornfrüchte werden als Frischpflanzenpresssaft eingenommen. Gegenanzeigen und Nebenwirkungen sind nicht bekannt.

WEISSDORNTEE ZUR HERZSTÄRKUNG

2 Teelöffel Weißdornblätter mit 1 Tasse kochendem Wasser übergießen, 15 Minuten ziehen lassen und abseihen. Bei funktionellen Herzbeschwerden, Herzrhythmusstörungen und Herzinsuffizienz täglich 3- bis 4-mal 1 Tasse trinken.

Wermut

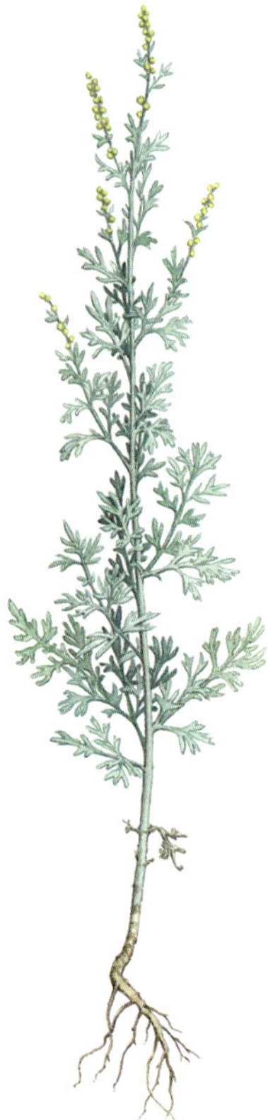

Neben seinen engen Verwandten Beifuß und Eberraute gehörte der Wermut zu den wichtigsten Heilpflanzen der antiken Medizin. Die berühmten griechischen und römischen Ärzte betrachteten den Wermut beinahe als Universalheilmittel und empfahlen ihn als appetitanregend, verdauungsfördernd, blähungs- und harntreibend sowie menstruationsfördernd. Außerdem lobten sie seine Wirkung gegen Kopfschmerzen, Mittelohrentzündung, Gelbsucht, Zahnschmerzen, Augenleiden sowie Seekrankheit. Das breite Spektrum an Anwendungsgebieten blieb auch im Mittelalter bestehen. Hildegard von Bingen beschrieb die Heilkräfte des Wermuts sehr ausführlich, wobei ihre Angaben weitgehend den Empfehlungen der antiken Ärzte entsprachen. Allerdings stellte sie die äußerlichen Anwendungen in den Vordergrund – offenbar war ihr bereits bekannt, dass die Einnahme von Wermut in hohen Dosierungen Nebenwirkungen wie Bewusstlosigkeit und schlimmstenfalls sogar tödliche Folgen haben kann.

HERKUNFT UND ANBAU: Der zur Familie der Korbblütler (Asteraceen) zählende Wermut ist in den trockeneren Gebieten Europas, Nordasiens und -afrikas heimisch. Für den arzneilichen Gebrauch wird die widerstandsfähige Pflanze aus ost- und südosteuropäischen Ländern eingeführt.

INHALTSSTOFFE: Das in der Heilkunde verwendete Kraut des Wermuts enthält vor allem Bitter- und Gerbstoffe sowie ätherisches Öl mit Thujon als Hauptkomponente. Dank seiner Inhaltsstoffe ist Wermut ein typisches Bitterstoffmittel, das die Verdauung stärkt und den Gallenfluss anregt. Das Thujon wirkt zudem leicht keimhemmend und krampflösend.

ANWENDUNGSGEBIETE: Wissenschaftlich anerkannt ist die Anwendung von Wermutkraut bei Appetitlosigkeit und Verdauungsbeschwerden – vor allem, wenn die Leber schwach ist und funktionelle Störungen der Galle vorliegen. Bei Völlegefühl, Blähungen und Krämpfen im Magen-Darm-Bereich hat sich die Einnahme der Heilpflanze nach dem Essen bewährt.

➤ Die Erfahrungsheilkunde betont darüber hinaus den Nutzen des Wermuts zur Wundreinigung und bei Insektenstichen.

ANWENDUNGSFORM UND DOSIERUNG: Als Wermut-Zubereitungen sind wässrige und wässrig-alkoholische Auszüge (Tinkturen) erhältlich. Da das reine ätherische Öl zu einem hohen Anteil (40 Prozent) das Nervengift Thujon enthält, darf es nicht eingenommen werden. Alternativ kann man anstelle des Tees 15 Tropfen Tinktur auf 1 Glas Wasser einnehmen. Die Tagesdosis für den Tee bzw. die Tinktur, die relativ arm an Thujon sind, beträgt 3 g (Kraut) bzw. 50 Tropfen (Tinktur).

➤ Aufgrund seiner keimhemmenden Wirkung empfiehlt sich die äußerliche Anwendung des Tees zur Wundreinigung und bei Insektenstichen.

Gegenanzeigen: Alkoholische Zubereitungen sind für Patienten mit Lebererkrankungen und Suchtproblemen durch Tee zu ersetzen.

Nebenwirkungen: Werden die oben genannten Dosierungen überschritten oder länger als 4 Wochen angewendet, sind Vergiftungssymptome wie Benommenheit, Erbrechen, Magenkrämpfe oder Kopfschmerzen möglich, die durch das Thujon ausgelöst werden.

WERMUTTEE ZUR VERDAUUNGSANREGUNG

1 knappen Teelöffel Wermutkraut mit 1/8 Liter kochendem Wasser übergießen, zugedeckt 10 Minuten ziehen lassen und abseihen. Bei Appetitlosigkeit jeweils 30 Minuten vor den Mahlzeiten, bei Verdauungsbeschwerden dagegen nach dem Essen 2-mal täglich 1 Tasse trinken.

Zimtbaum

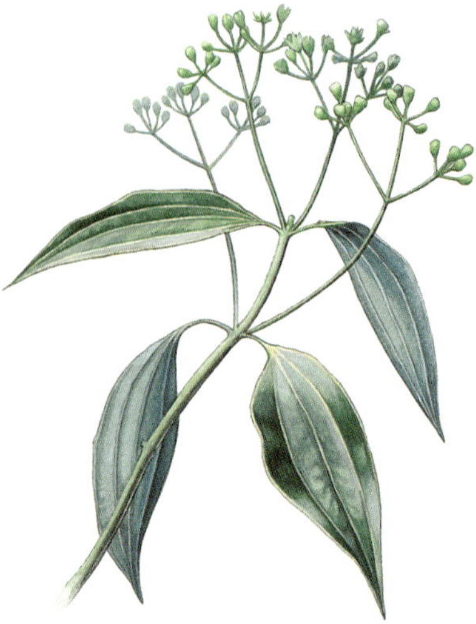

Der Zimt zählt zu den ältesten bekannten Gewürzen, die gleichzeitig auch in der Heilkunde verwendet wurden. Bereits Dioskurides führte die Zimtrinde als probates Mittel gegen Husten und Katarrhe, aber auch gegen Schlangenbisse und Skorpionstiche auf. Zimt galt als ein erweichendes Mittel, das harntreibend, verdauungs- und menstruationsfördernd wirken sollte. Als kostbares Gewürz und Heilmittel wurde er von der Klosterheilkunde nicht minder geschätzt. Im ›Lorscher Arzneibuch‹ gehörten der Zimt und die verwandte Kassie zu den am häufigsten genannten Heilmitteln. Dabei war Zimt so wertvoll, dass er im Frühmittelalter sogar als Geschenk für Päpste diente.

HERKUNFT UND ANBAU: Der Zimtbaum gehört zur Familie der Lorbeerbaumgewächse (Lauraceen). Vorzugsweise genutzt wird die Pflanze aus Ceylon *(Cinnamomum ceylanicum)*, ein etwa 10 Meter hoher, immergrüner Baum, dessen ovale Blätter nach Nelken duften, daneben auch der Chinazimtbaum oder die Kassie *(Cinnamomum aromaticum)*.

INHALTSSTOFFE: In der Heilkunde wird die Zimtrinde verwendet, die der Träger der Wirk- und Inhaltsstoffe ist. Vom Chinazimtbaum werden außerdem die Blüten genutzt. Ceylonzimt enthält ätherisches Öl, Cumarin sowie Schleim- und Gerbstoffe. Chinazimt besitzt einen noch höheren Anteil an ätherischem Öl, das eine bakterienhemmende Wirkung hat. Zimt und das aus der Rinde durch Wasserdampfdestillation gewonnene Zimtöl hemmen das Wachstum und die Sporenbildung von Pilzen und regen außerdem die Muskeltätigkeit im Magen-Darm-Bereich an. Darüber hinaus können sie wahrscheinlich die Magensaftsekretion steigern.

ANWENDUNGSGEBIETE: Wissenschaftlich anerkannt ist die Anwendung von Zimtrinde bei Appetitlosigkeit und Verdauungsbeschwerden wie Blähungen, Völlegefühl und leichten krampfartigen Beschwerden im Magen-Darm-Bereich und zur symptomatischen Behandlung von Darmträgheit und Aufstoßen. Auch bei vorübergehenden Erschöpfungszuständen sowie zur Förderung der Gewichtszunahme ist die Einnahme von Zimt sinnvoll.

➤ In der Erfahrungsheilkunde wird Zimt innerlich auch bei Durchfall, Erbrechen, Erkältungskrankheiten und Wurmbefall sowie äußerlich zur Wundreinigung eingesetzt. Bis heute hat sich auch die Verwendung so genannter »Zimttropfen« als Mittel gegen Blutungsanomalien und zur Stillung von übermäßiger Regelblutung erhalten.

ANWENDUNGSFORM UND DOSIERUNG: Zimt wird bei allen genannten Anwendungsgebieten als Tee zubereitet. Die Tagesdosis beträgt 2 bis 4 g.
Gegenanzeigen: Nicht anwenden bei Magen-Darm-Geschwüren, bei Überempfindlichkeit gegen Zimt und während der Schwangerschaft.
Nebenwirkungen: Bei der Einnahme von Zimt kann es zu allergischen Reaktionen der Haut und der Schleimhäute kommen.

ZIMTTEE ZUR VERDAUUNGSANREGUNG

1 Teelöffel klein geschnittene Zimtrinde mit 1/4 Liter kochendem Wasser übergießen, zugedeckt 10 Minuten ziehen lassen und abseihen.

Bei Verdauungsbeschwerden, Appetitlosigkeit und Erschöpfungszuständen täglich 2- bis 3-mal 1 Tasse zu den Mahlzeiten trinken.

Zwiebel

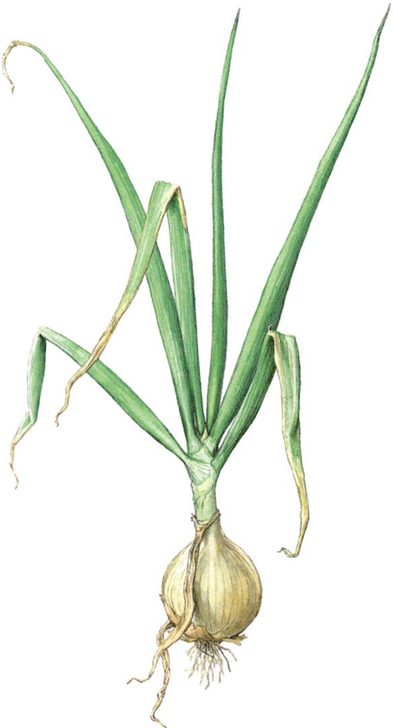

Bereits in Keilschrift findet sich ein altes Sprichwort zur Zwiebel, in dem es sinngemäß heißt, dass, wer Zwiebel im Frühherbst isst, vor dem Winter keine Leibschmerzen bekommen wird. Als eine der ältesten kultivierten Pflanzen war die Zwiebel nicht nur ein beliebtes Gemüse, sondern auch ein wichtiges Arzneimittel. Durch Dioskurides ist überliefert, dass die Zwiebel in der Antike zur Appetitanregung sowie zur Reinigung und Erweichung des Bauches verwendet wurde, aber auch bei Ohren- und Augenleiden helfen sollte. So ist es nicht erstaunlich, dass auch die Klosterheilkunde das Gemüse als Arzneipflanze nutzte. Schnupfen, Mundgeschwüre, Ohren- und Zahnschmerzen gehörten ebenso zu der breiten Palette der Heilanwendungen wie Hautkrankheiten und Hämorrhoiden. Sogar gegen die Pest wurde die Zwiebel eingesetzt. Selbst wenn die Vielzahl der Anwendungen übertrieben erscheint, zeigen gerade neuere Erkenntnisse, dass die meisten keineswegs als abwegig zu bezeichnen sind.

HERKUNFT UND ANBAU: Die Zwiebel gehört zur Familie der Liliengewächse (Liliaceen) und stammt ursprünglich aus dem westlichen Asien. Heute werden weltweit zahlreiche unterschiedliche Sorten angebaut, vorwiegend in den wärmeren Gebieten der Subtropen und der gemäßigten Breiten, aber auch in Trockengebieten, in denen kaum eine andere Pflanze gedeiht.

INHALTSSTOFFE: Ebenso wie für die Küche ist auch der für die Heilkunde interessante Pflanzenteil die Zwiebel selbst. Sie besitzt schwefelhaltige Verbindungen wie Alliin, Methylalliin, Propylalliin und Propylensulfonsäuren, die das Augentränen beim Zwiebelschneiden verursachen. Außerdem enthält sie ätherisches Öl, Peptide, Flavonoide, Vitamine, Mineralien wie Kalium, Calcium, Phosphor, Eisen, Jod und Selen. Die Inhaltsstoffe wirken blutdrucksenkend, appetitanregend, gefäßstärkend, stimulierend auf die Abwehrzellen und vorbeugend gegen grippale Infekte. Darüber hinaus haben sie einen bakterienhemmenden und fettsenkenden Effekt.

ANWENDUNGSGEBIETE: Wissenschaftlich anerkannt ist die Anwendung der Zwiebel bei Appetitlosigkeit und zur Vorbeugung von altersbedingten Gefäßveränderungen (Arteriosklerose).

➤ In der Erfahrungsheilkunde wird die Zwiebel immer noch bei Husten und Mittelohrentzündung, Insektenstichen, leichten Hautentzündungen, leichten Verbrennungen, Warzen und Furunkeln eingesetzt. Außerdem nutzt man sie gern als Mittel zur Nachbehandlung von Blutergüssen.

ANWENDUNGSFORM UND DOSIERUNG: Die Zwiebel sollte zunächst zerkleinert werden, damit möglichst viele Wirkstoffe frei werden.

➤ Bei Husten und beginnenden Erkältungskrankheiten nimmt man am besten einen Zwiebelsirup ein. Die Tagesdosis beträgt 4 bis 5 Esslöffel.

➤ Bei Insektenstichen und anderen äußerlichen Anwendungen wird eine Zwiebel in der Mitte durchgeschnitten und die Schnittfläche auf die Einstichstelle gelegt und verrieben.

Gegenanzeigen und Nebenwirkungen sind nicht bekannt.

ZWIEBELSIRUP ZUM HUSTENLÖSEN

1/8 Liter Wasser und 3 Esslöffel Zucker verrühren und aufkochen. Anschließend abkühlen lassen und 1 zerkleinerte Zwiebel dazugeben.

Von dem Saft 3- bis 5-mal täglich 1 bis 2 Teelöffel als linderndes Mittel bei Erkältungskrankheiten, insbesondere bei Husten, einnehmen.

Bewährte Rezepturen bei psychischen Beschwerden

Nervosität und Schlafstörungen kennt jeder, der schon einmal mit »Lampenfieber« oder »Prüfungsangst« zu tun hatte. Auch depressive Phasen bleiben kaum einem erspart, sei es, dass sie durch den Verlust eines geliebten Menschen oder durch andere schwer wiegende Erlebnisse ausgelöst werden. Außerdem klagen viele gerade in der dunklen Jahreszeit über Depressionen, die so genannten Winterdepressionen. Gegen all diese psychischen Beschwerden hält der Arzneischatz der Klosterheilkunde eine Reihe von Pflanzen bereit, die vor allem als Teezubereitungen zum Einsatz kommen. Bei Schlaflosigkeit sind beruhigend und entspannend wirkende Pflanzen wie Baldrian oder Hopfen hilfreich. Bei Depressionen haben sich stimmungsaufhellende Pflanzen wie etwa Johanniskraut oder Melisse bewährt.

SCHLAFSTÖRUNGEN UND NERVOSITÄT

Baldriantee

Kaltwasserauszug: Die Zubereitung von Baldriantee ist etwas zeitaufwendig. 2 Teelöffel zerkleinerte Baldrianwurzel mit 1 Tasse kaltem Wasser übergießen, 12 Stunden ziehen lassen, abseihen und leicht erwärmen. Bei chronischen Schlafstörungen empfiehlt es sich, mehrere Tassen über den Tag verteilt zu trinken. Man wird am Tag trotzdem leistungsfähig bleiben.

Melissentee

Teezubereitung: 2 Teelöffel Melissenblätter mit 1 Tasse heißem Wasser übergießen, zugedeckt 10 Minuten ziehen lassen und abseihen. Mehrmals täglich 1 Tasse trinken.

Baldrian- und Hopfentee

Teezubereitung: Den Baldriantee wie links beschrieben als Kaltwasserauszug zubereiten und 12 Stunden (am besten über Nacht) ziehen lassen. 1 Teelöffel Hopfenzapfen mit heißem Wasser übergießen, 10 Minuten ziehen lassen und abseihen. Den Baldrian- mit dem Hopfentee mischen.

Teemischung

Zusammensetzung: 25 g Passionsblumenkraut, 30 g Melissenblätter, 35 g Baldrianwurzel und 10 g Lavendelblüten.

Teezubereitung: 1 gehäuften Teelöffel Teemischung mit 1 Tasse heißem Wasser übergießen, zugedeckt 20 Minuten kochen lassen, abkühlen lassen und dann abseihen. Über den Tag verteilt bis zu 5 Tassen trinken (abends 2 bis 3 Tassen).

Kräuter-Schlafkissen

Anwendung: Für das Hopfenkissen Hopfenzapfen in ein Baumwollkissen füllen. Während des Schlafens werden die ätherischen Öle eingeatmet und sorgen für eine gesunde Nachtruhe. Die Wirkung des Kissens hält 1 Woche an, danach muss es erneut gefüllt werden.

DEPRESSIONEN

Johanniskrauttee

Teezubereitung: 1 Teelöffel Johanniskraut mit 1 Tasse kochendem Wasser übergießen, 10 Minuten ziehen lassen und abseihen. Morgens und abends 1 bis 2 Tassen frisch zubereiteten Tee trinken. Eine spürbare Wirkung tritt erst nach 2 bis 4 Wochen ein.

Alternative: Es gibt Johanniskraut auch als Fertigpräparat aus der Apotheke (Kapseln, Dragees oder Saft), das eine genau dosierte Wirkstoffkonzentration garantiert.

Baldrian- und Melissentee

Teezubereitung: 2 Teelöffel einer Teemischung aus gleichen Teilen Baldrianwurzeln und Melissenblättern mit 1/4 Liter kochendem Wasser übergießen, zugedeckt 15 Minuten ziehen lassen und abseihen. Täglich 3 bis 5 Tassen trinken.

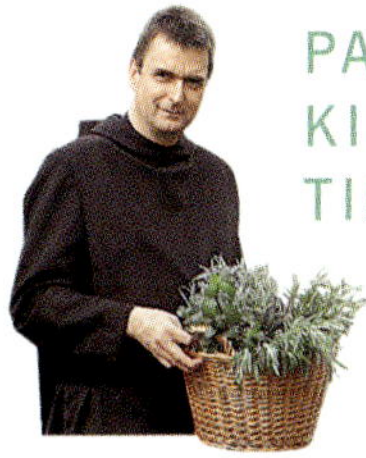

PATER KILIANS TIPP

Teemischung bei nervöser Schlaflosigkeit

Wer längere Zeit unter Schlaflosigkeit leidet, ist tagsüber nicht nur müde und kraftlos. Vielmehr können aus dem Schlafdefizit auch ernsthafte Krankheiten entstehen. Wunderbar beruhigend und entspannend bei Schlaflosigkeit wirkt folgende Teemischung: Man übergießt 2 Teelöffel Baldrianwurzel mit 1 Tasse kaltem Wasser, lässt den Sud 12 Stunden ziehen und seiht ihn dann ab. Danach bereitet man einen Tee aus folgender Teemischung, die man sich von seinem Apotheker zusammenstellen lassen kann: 20 g Hopfenzapfen sowie 30 g Pfefferminzblätter, 30 g Melissenblätter, 10 g Lavendelblüten, 10 g Orangenblüten.
2 Teelöffel der Teemischung übergießt man mit 1 Tasse heißem Wasser, lässt den Tee 10 Minuten ziehen, seiht ihn ab und mischt ihn mit dem Baldriantee. Diese Teezubereitung trinkt man abends vor dem Zubettgehen.

Bewährte Rezepturen bei Beschwerden des Nervensystems

Leiden Sie öfters unter Kopfschmerzen oder Migräne? Wenn keine organische Ursache vorliegt, können Sie schon mit einfachen Mitteln dazu beitragen, dass zumindest die Abstände zwischen den Attacken vergrößert werden. Zuallererst sollten sie für ausreichend Schlaf sorgen. Außerdem ist Entspannung wichtig, etwa mit Gymnastikübungen, die Verkrampfungen der Nackenmuskulatur lösen. Zur Schmerzlinderung werden Heilkräuter mit ätherischen Ölen eingesetzt, entweder direkt auf der Haut, in Bädern oder als kalte Kompresse. Bei Nervenschmerzen kommen darüber hinaus durchblutungsfördernde Pflanzen zum Einsatz. Ingwer ist wichtig, um die bei Migräne häufig auftretende Übelkeit zu bekämpfen.

KOPFSCHMERZEN

Weidenrindentee

Teezubereitung: 1 Teelöffel zerkleinerte Weidenrinde mit 1 Tasse kochendem Wasser übergießen, 20 Minuten ziehen lassen und abseihen. Bei akuten Schmerzen je nach Bedarf 5 bis 9 Tassen über den Tag verteilt trinken.

Pfefferminz- und Lavendel-Kompresse

Anwendung: 4 Tropfen Pfefferminzöl und 2 Tropfen Lavendelöl auf ein mit kaltem Wasser angefeuchtetes Tuch träufeln und möglichst glatt auf die Stirn legen.

Vorsicht: Für Kinder unter 6 Jahren ist Pfefferminzöl nicht geeignet, da die Gefahr eines Kratschmer-Reflexes besteht, einer Atemdepression, die bis zum Ersticken führen kann!

Aromatherapie mit Lavendelöl

Anwendung: 3 Tropfen Lavendelöl in ein Duftlämpchen oder eine Wasserschale geben und auf den Heizkörper stellen. Der durch Erhitzen aufsteigende Wasserdampf verteilt die Duftmoleküle in der Raumluft.

MIGRÄNE

Pfefferminzöl

Anwendung: 10 ml Pfefferminzöl mit 100 ml Weizenkeimöl mischen. In Stirn und Schläfen 3 Minuten sanft einmassieren, dann die Hände waschen. Bei stärkeren Schmerzen die Anwendung 3-mal im Abstand von 15 Minuten wiederholen.

Vorsicht: Pfefferminzöl nicht in die Augen bringen oder auf verletzte Hautstellen auftragen; bei Säuglingen und Kleinkindern nicht im Gesichtsbereich anwenden, da die Gefahr eines Kratschmer-Reflexes besteht, einer Atemdepression, die bis zum Ersticken führen kann!

Ingwertee

Teezubereitung: 1 Teelöffel grob gepulverte Ingwerwurzel mit 1 Tasse heißem Wasser übergießen, zugedeckt 5 bis 10 Minuten ziehen lassen und abseihen. Vor den Mahlzeiten 1 Tasse trinken.

Rosmarinbad

Badezusatz: 50 g Rosmarinblätter mit 1 Liter heißem Wasser übergießen, zugedeckt 30 Minuten ziehen lassen, abseihen und dann ins 38 °C warme Badewasser geben. Man sollte mindestens 20 Minuten baden, damit die ätherischen Öle in den Organismus gelangen können.

Lavendelbad

Badezusatz: Pro Vollbad 2 Eigelb, 1 Becher Sahne, 2 Esslöffel Honig, 3 bis 4 Esslöffel Salz und 1 Teelöffel Lavendelöl vermischen und dann ins 37 bis 38 °C warme Badewasser geben. Man sollte mindestens 20 Minuten baden, damit die ätherischen Öle in den Organismus gelangen können.

NERVENSCHMERZEN

Pfefferminzöl

siehe Migräne

Kiefernnadelöl

Anwendung: Das ätherische Kiefernnadelöl mit Olivenöl im Verhältnis 1:10 bis 1:15 mischen. Das Öl vorsichtig in die betroffenen Stellen einmassieren.

Fichtennadelbad

Badezusatz: 1 Teelöffel reines Fichtennadelöl ins 38 °C warme Badewasser geben. Mindestens 15 Minuten baden.

Haferstrohbad

Badezusatz: 50 bis 100 g Haferstroh mit 2 Liter Wasser übergießen, 15 Minuten kochen lassen, abseihen und ins lauwarme Badewasser geben. Täglich 1-mal etwa 10 Minuten baden.

Kalmus-Tinktur

Anwendung: 20 bis 30 Tropfen Kalmuswurzel-Tinktur in einem kleinen Glas mit Reinspiritus aus der Apotheke vermischen und in die betroffenen Stellen einmassieren.

Vorsicht: Nur Kalmus einer kanadischen Varietät verwenden, damit sichergestellt ist, dass er nicht das krebserregende Beta-Asaron enthält!

Bewährte Rezepturen bei Erkältungskrankheiten

Wer schon im frühen Stadium einer Erkältung mit der Behandlung beginnt, kann ihren Ausbruch häufig noch rechtzeitig aufhalten. Besonders empfehlenswerte Mittel der Klosterheilkunde gegen Schnupfen sind Inhalationen und Nasenspülungen, die das Sekret der Nase flüssig halten. Auch temperaturansteigende Bäder haben einen positiven Effekt. Eine Halsentzündung heilt man am besten auf mehrfache Weise: mit schmerzlinderndem Eibisch- oder Spitzwegerichtee und mit entzündungshemmendem Salbeitee oder einer Ringelblumen-Tinktur. Bei Husten helfen Tees, die den Hustenreiz lindern (z. B. Königskerzentee) oder den Schleim in den Bronchien verflüssigen (z. B. Fencheltee). Bei Fieber sind Wadenwickel, Weidenrindentee und eine Schwitzkur die Mittel der Wahl.

SCHNUPFEN

Inhalation mit campherhaltigem Balsam

Anwendung: 1/2 Teelöffel campherhaltigen Balsam aus der Apotheke in einen Topf mit 1 Liter kochendem Waser geben, den Topf vom Herd nehmen. Man beugt sich über den Topf, zieht ein Handtuch über den Kopf und atmet 10 Minuten den aufsteigenden Dampf ein. Danach abtrocknen und im Bett ruhen.

Vorsicht: Der campherhaltige Balsam reizt Augen und Schleimhäute und ist nicht für Säuglinge und Kleinkinder geeignet!

Inhalation mit Kamillenblüten

Anwendung: 2 Esslöffel Kamillenblüten in einen Topf mit 1 Liter kochendem Wasser geben, den Topf vom Herd nehmen. Man beugt sich über den Topf, zieht ein Handtuch über den Kopf und atmet 10 Minuten den Dampf ein. Danach abtrocknen und im Bett ruhen.

Meersalzspülung

Anwendung: Meersalzlösung zur Nasenspülung ist als Spray in der Drogerie oder Apotheke erhältlich. Man kann sich aber auch selbst behelfen: 9 g Salz in 1 Liter Wasser auflösen. Jeweils ein Nasenloch zuhalten und durch das andere mit einem kräftigen Zug lauwarme Lösung einschnaufen. Die Nase alle 1 bis 2 Stunden damit spülen.

Temperaturansteigendes Bad

Anwendung: Man beginnt mit einer Wassertemperatur von 35 °C und steigert dann durch Zulaufen von heißem Wasser auf wenigstens 38 bis 42 °C. In das Wasser gibt man 20 bis 30 ml Erkältungsbadezusatz mit Thymianöl, der in der Apotheke oder Drogerie erhältlich ist. Man sollte mindestens 20 Minuten baden, damit die Wirkstoffe in den Organismus gelangen können. Nach diesem »temperaturansteigenden« Bad sollte man 15 bis 30 Minuten im Bett ruhen und heiße Getränke zu sich nehmen.

HALSENTZÜNDUNG

Spitzwegerichtee

Kaltwasserauszug: 2 Teelöffel Spitzwegerichblätter in 1 Tasse kaltes Wasser geben, 1 bis 2 Stunden ziehen lassen, abseihen und leicht erwärmen. Mehrmals am Tag gurgeln oder trinken und dabei möglichst lange im Mund behalten, bevor man hinunterschluckt.

Tipp: Wer Wert auf eine gesicherte Dosierung legt, kann Spitzwegerich inzwischen auch in der Apotheke als Frischpflanzenpresssaft, Sirup oder Tablette erhalten.

Salbeitee

Teezubereitung: 2 Teelöffel Salbeiblätter mit 1 Tasse kochendem Wasser übergießen, zugedeckt 5 bis 10 Minuten ziehen lassen und dann abseihen. Mehrmals täglich gurgeln oder spülen.

INHALATIONEN WIRKUNGSVOLL EINSETZEN

Mit einer Inhalation, bei der die Wirkstoffe über die Lunge in den Körper gelangen, kann man Atemwegserkrankungen gezielt lindern.

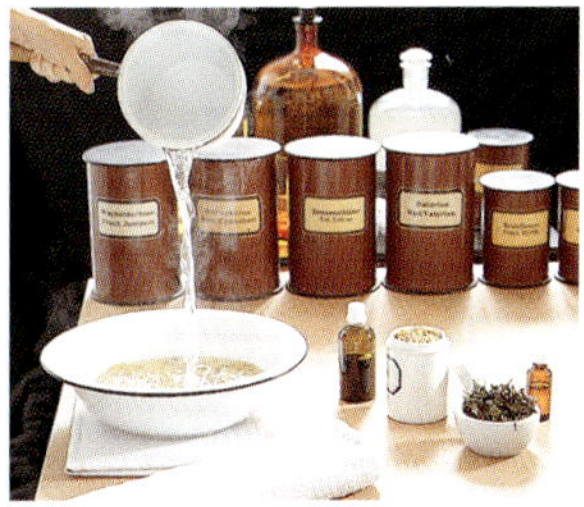

1. Die Heilkräuter oder das ätherische Öl in eine Schüssel geben und mit kochendem Wasser übergießen (Wassermenge je nach Größe der Schüssel).

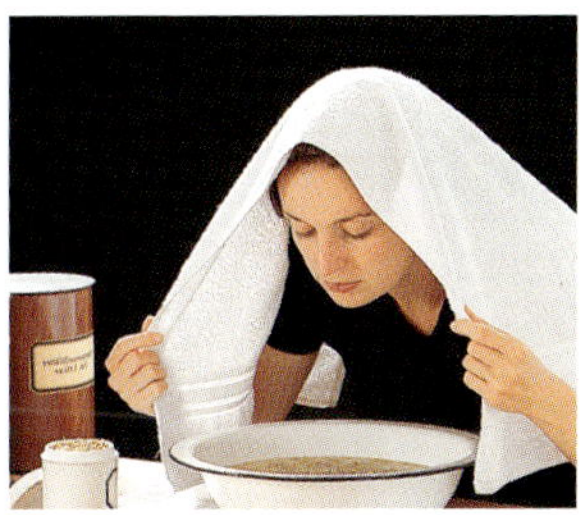

2. Den Kopf über die Schüssel halten – Vorsicht, nicht zu nah! – und mit einem Handtuch Kopf und Schüssel bedecken. Den aufsteigenden Kräuterdampf tief durch Mund und Nase einatmen, kurz den Atem anhalten und dann rasch ausatmen.

Alternative: 15 Tropfen ätherisches Salbeiöl auf 1 Tasse Wasser geben und mehrmals täglich gurgeln.

Eibischtee

Kaltwasserauszug: 1 Teelöffel zerkleinerte Eibischwurzel in 1 Tasse kaltes Wasser geben, 1 bis 2 Stunden unter mehrfachem Umrühren ziehen lassen, abseihen und leicht erwärmen. 3- bis 4-mal täglich 1 Tasse langsam und schluckweise trinken.

Ringelblumen-Tinktur

Anwendung: 1 Teelöffel Ringelblumen-Tinktur aus der Apotheke auf 1/2 Liter Wasser geben, mehrmals täglich gurgeln oder spülen.

HUSTEN

Königskerzentee

Teezubereitung: 1 Esslöffel klein geschnittene Königskerzenblüten mit 1 Tasse kochendem Wasser übergießen oder mit kaltem Wasser ansetzen und zum Kochen bringen; in beiden Fällen 10 bis 15 Minuten ziehen lassen und abseihen. Mehrmals täglich 1 Tasse trinken.

Thymiantee

Teezubereitung: 2 Teelöffel Thymiankraut mit 1 Tasse kochendem Wasser übergießen, zugedeckt 5 bis 10 Minuten ziehen lassen, abseihen. Mehrmals täglich 1 Tasse trinken.

Fenchelhonig

Anwendung: 10 g im Mörser fein zerdrückte Fenchelfrüchte in 100 g Bienenhonig rühren, 10 Tage stehen lassen und abseihen. 1 bis 2 Teelöffel Fenchelhonig in 1 Tasse heißem Wasser auflösen. Mehrmals täglich trinken.

FIEBRIGE ERKÄLTUNG

Wadenwickel

Anwendung: Ein Küchentuch aus Baumwolle in eine Schüssel mit lauwarmem Wasser tauchen, nur leicht auswringen und eng anliegend um je eine Wade wickeln. Für die zweite Lage ein trockenes Baumwolltuch ebenfalls fest um den Schenkel wickeln. Darüber ein Wolltuch geben und befestigen. Nach 15 bis 20 Minuten entfernen, spätestens dann, wenn der Wickel sich erwärmt hat. Es darf kein Wärmestau entstehen. Nach jedem Abnehmen die Haut lauwarm abwaschen und abtrocknen. Die Wickel können bis zu 3-mal hintereinander erneuert werden. Dabei muss die Körpertemperatur kontrolliert werden.
Vorsicht: Wadenwickel sind nicht empfehlenswert bei kalten Füßen und sollten nicht bei frierenden Patienten angelegt werden!

Lindenblütentee

Teezubereitung: 2 Teelöffel Lindenblüten mit 1/2 Liter kochendem

Wasser übergießen, 10 Minuten ziehen lassen, abseihen und so heiß wie möglich trinken. Den Tee mehrmals täglich zu sich nehmen.

Holunderblütentee

Teezubereitung: 2 Teelöffel Holunderblüten mit 1 Tasse kochendem Wasser übergießen, 5 Minuten ziehen lassen, abseihen und möglichst heiß trinken. Den Tee mehrmals täglich zu sich nehmen.

Weidenrindentee

Teezubereitung: 1 Teelöffel zerkleinerte Weidenrinde mit 1 Tasse kochendem Wasser übergießen, 20 Minuten ziehen lassen und abseihen. 5- bis 9-mal täglich 1 Tasse trinken.

NEBENHÖHLENENTZÜNDUNG

Leinsamenpackung

Anwendung: 5 Esslöffel Leinsamen in 2 Tassen Wasser weich kochen, noch heiß in ein Leinensäckchen füllen und dann so heiß wie möglich auf Nase, Stirn und Wangen legen. Mehrmals täglich mit frischem Leinsamen wiederholen.

Minzöl

Anwendung: 1 Tropfen Pfefferminz- oder Minzöl auf ein Papiertaschentuch bringen und dieses Tuch dann zwischen den hohlen Händen vor die Nase halten.

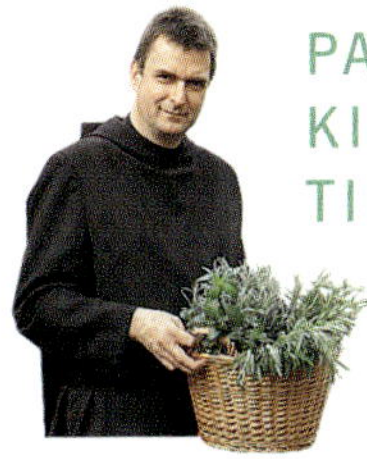

PATER KILIANS TIPP

Gurgellösung bei Halsschmerzen

Beim ersten Kratzen im Hals oder bei den ersten Schluckbeschwerden lässt ein überaus wohltuendes Gurgelmittel diese Krankheitszeichen oft schnell verschwinden: Dazu fordert man in der Apotheke eine Lösung zu gleichen Teilen aus Myrrhen-, Salbei-, Bibernelle- und Kamillentinktur an. Als wirksame Inhaltsstoffe enthält diese Lösung die schleimlösenden Bitterstoffe und Saponine der Myrrhe und Bibernelle und die zusammenziehenden und desinfizierenden Bitterstoffe des Salbeis. Die Wirkstoffe der Kamille geben der Tinktur ihre entzündungshemmende Kraft. Etwa 20 Tropfen der Mischung gibt man nun auf 1/2 Glas warmes Wasser und gurgelt damit. Bei Kindern nimmt man nur 10 Tropfen der Gurgellösung.

Bewährte Rezepturen bei Herz-Kreislauf-Beschwerden

Herz und Blutgefäße sind eine zentrale Einheit in unserem Körper. Treten hier Beschwerden auf, kann das oft ernsthafte Folgen haben. Daher ist es umso wichtiger, frühzeitig und schon vorbeugend etwas für sein Herz zu tun. Die wichtigste Pflanze aus dem Arzneischatz der Klostermedizin ist hier der Weißdorn, der nicht nur bei Herzinsuffizienz, sondern auch bei funktionellen Herzbeschwerden – bei denen also keine organische Störung vorliegt – zu einer Entlastung des Herzes beiträgt.

FUNKTIONELLE HERZBESCHWERDEN

Weißdorntee

Teezubereitung: 2 Teelöffel Weißdornblätter und -blüten mit 1 Tasse kochendem Wasser übergießen, 15 Minuten ziehen lassen und abseihen. Täglich 3 bis 4 Tassen trinken. Für einen spürbaren Erfolg muss eine Kur von 4 bis 6 Wochen angesetzt werden.

Senfwickel

Anwendung: 4 Esslöffel Senfmehl (Mehl von Senfsamen) in 1 Glas lauwarmem Wasser (damit die Enzyme nicht zerstört werden) zu einem Brei verrühren. Auf ein sauberes dünnes Leinentuch streichen, auf die Brust auflegen und 10 bis 15 Minuten einwirken lassen. Anschließend die betroffenen Hautpartien sorgfältig reinigen.

Vorsicht: Senfwickel wirken reizend und strengen an. Bei geschwächten Personen sollte man vor der Anwendung unbedingt den Hausarzt befragen. Bei Kindern unter 6 Jahren und Nierenkranken ist von der Behandlung dringend abzuraten.

HERZINSUFFIZIENZ

Weißdorntee

siehe funktionelle Herzbeschwerden

Brennnesseltee

Teezubereitung: 1 bis 2 Teelöffel Brennnesselkraut oder -blätter mit 1 Tasse kochendem Wasser übergießen, 10 Minuten ziehen lassen und abseihen. 2- bis 3-mal täglich 1 Tasse trinken.

Birkentee

Teezubereitung: 1 Esslöffel Birkenblätter mit 1 Tasse kochendem Wasser übergießen, 10 bis 15 Minuten ziehen lassen und abseihen. 3- bis 4-mal täglich 1 Tasse trinken.

NIEDRIGER BLUTDRUCK

Rosmarinbad

Badezusatz: 10 bis 15 Tropfen Rosmarinöl mit 1 Becher Sahne mischen und ins 38 bis 39 °C warme Badewasser geben. 20 bis 30 Minuten baden.

Kalmusbad

Badezusatz: 100 g nicht entrindete Kalmuswurzel mit 1 Liter kochendem Wasser übergießen, 15 Minuten ziehen lassen, noch mal kochen, abseihen und ins 39 °C warme Badewasser geben. 20 Minuten baden.

HOHER BLUTDRUCK

Misteltee

Kaltwasserauszug: 2,5 g Mistelkraut mit 1 Tasse kaltem Wasser übergießen, über Nacht ziehen lassen, abseihen und leicht erwärmen. Täglich 1 bis 2 Tassen trinken.

Teemischung

Zusammensetzung: 40 g Johanniskraut, 25 g Melissenblätter, 30 g Schafgarbenkraut, 5 g Arnikablüten.
Anwendung: 1 Esslöffel Teemischung mit 1 Tasse kochendem Wasser übergießen, 10 Minuten ziehen lassen und abseihen. Mehrmals täglich 1 Tasse trinken.

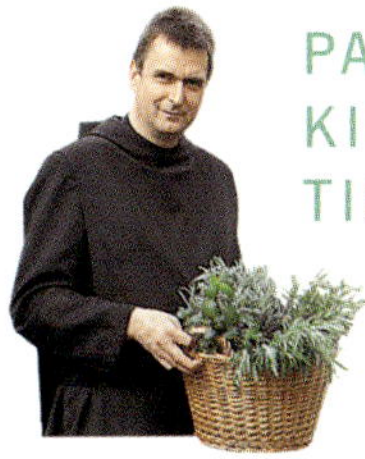

PATER KILIANS TIPP

Belebender Rosmarin

Niedriger Blutdruck führt häufig zu Müdigkeit, Schwäche und Antriebsarmut. Schon zu Zeiten Karls des Großen wussten die Mönche, dass hier der Rosmarin hilft. Heute ist der Rosmarin zu meinem Mittel erster Wahl bei dieser Art von Herz-Kreislauf-Beschwerden geworden: Für einen Tee übergießt man 1 gehäuften Teelöffel Rosmarinblätter mit 1 Tasse kochendem Wasser, lässt den Tee zugedeckt 10 Minuten ziehen und seiht ihn dann ab. Davon trinkt man täglich 2 bis 3 Tassen. Auch als Aromatherapie eignet sich der Rosmarin hervorragend: Man gibt 7 Tropfen Rosmarinöl in eine Duftlampe und lässt es langsam verdampfen. Man spürt sogleich, wie der Duft belebt und die Arbeit schon nach kurzem wunderbar von der Hand geht.

Bewährte Rezepturen bei Verdauungsbeschwerden

Magen-Darm-Beschwerden zählen zu den klassischen Anwendungsgebieten der Klostermedizin, denn hier gibt es eine Vielzahl von Heilpflanzen, die vor allem als Tees eingesetzt werden. Um eine bestmögliche Wirkung bei Übelkeit zu erzielen, sollte man zunächst den Ursachen nachgehen und danach das Heilmittel auswählen: Fencheltee regt Magen und Darm an, Pfefferminztee wirkt brechreizlindernd und Kalmustee hilft bei stressbedingter Übelkeit. Neben den Tees kommen auch Quellstoffe zum Einsatz – also Leinsamen oder Flohsamenschalen –, die erstaunlicherweise sowohl bei Durchfall als auch Verstopfung wirksam sind. Eine Schleimkur ist besonders bei Magenschleimhautentzündung empfehlenswert.

ÜBELKEIT UND ERBRECHEN

Fencheltee

Teezubereitung: 1 Teelöffel Fenchelfrüchte im Mörser zerdrücken, mit 1 Tasse kochendem Wasser übergießen, zugedeckt 10 Minuten ziehen lassen und abseihen. Mehrmals täglich 1 bis 2 Tassen trinken.

Pfefferminztee

Teezubereitung: 3 Teelöffel Pfefferminzblätter mit 1 Tasse kochendem Wasser übergießen, zugedeckt 10 Minuten ziehen lassen und dann abseihen. Mehrmals täglich 1 Tasse trinken.

Kalmustee

Teezubereitung: 1 Teelöffel zerkleinerte Kalmuswurzel mit 1 Tasse kochendem Wasser übergießen, 5 bis 10 Minuten ziehen lassen, abseihen und dann lauwarm jeweils vor den Mahlzeiten trinken.

Vorsicht: Kalmus nicht in der Natur sammeln, sondern in der Apotheke kaufen; es gibt Arten, die krebserregende Stoffe enthalten. Nicht bei Schwangerschaft anwenden!

REIZMAGEN

Angelikatee

Teezubereitung: 2 gehäufte Teelöffel zerkleinerte Angelikawurzel mit 1/4 Liter Wasser übergießen, zum Kochen bringen, 2 Minuten ziehen lassen und dann abseihen. Täglich 2 bis 3 Tassen schluckweise und lauwarm trinken.

Kümmeltee

Teezubereitung: 1 bis 2 Teelöffel Kümmelfrüchte im Mörser zerdrücken, mit 1 Tasse kochendem Wasser übergießen, zugedeckt 10 Minuten ziehen lassen und abseihen. 3-mal täglich 1 Tasse zu den Mahlzeiten warm trinken.

Melissentee

Teezubereitung: 2 Teelöffel Melissenblätter mit 1 Tasse kochendem Wasser übergießen, zugedeckt 5 bis 10 Minuten ziehen lassen und abseihen. Mehrmals täglich zu und nach den Mahlzeiten trinken.

DURCHFALL

Indische Flohsamenschalen

Anwendung: 5 g Indische Flohsamenschalen zusammen mit 1 Glas Wasser einnehmen und mindestens 1/4 Liter Flüssigkeit nachtrinken (keine Milch, da diese nicht zur Quellung führt). Jeweils vor den Mahlzeiten einnehmen.

Vorsicht: Die Flohsamenschalen immer mit ausreichend Flüssigkeit (mindestens 1/2 Liter) einnehmen. Andere Arzneimittel erst 1 Stunde später einnehmen. Nicht anwenden bei Darmverschluss!

Eichenrindentee

Kaltwasserauszug: 2 bis 4 gehäufte Teelöffel zerkleinerte Eichenrinde mit 1/2 Liter kaltem Wasser übergießen, 30 Minuten ziehen lassen, kurz aufkochen und danach abseihen. Jeweils 30 Minuten vor den Mahlzeiten warm trinken.

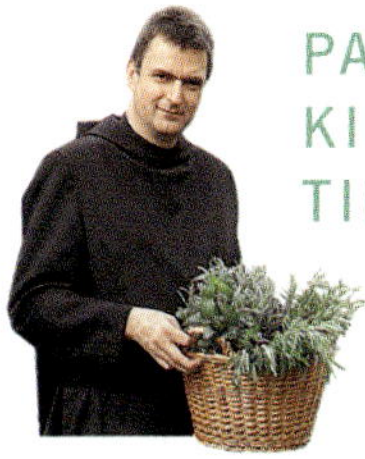

PATER KILIANS TIPP

Ingwer gehört ins Reisegepäck

Während langer Fahrten mit dem Schiff in Richtung Afrika oder Asien haben unsere Missionare früher Ingwer zu sich genommen, wenn sie Übelkeit verspürten. Obwohl Reisen heute wesentlich schneller geht und statt dem Schiff das Flugzeug oder Auto verwendet wird, empfehle ich die Ingwerwurzel gegen alle Formen der Reisekrankheit, von Übelkeit bis zu Schwindel und Erbrechen. Die Inhaltsstoffe der Ingwerwurzel – ätherische Öle, besonders die scharf schmeckenden Gingerole und Shogaole – fördern den Speichelfluss und stimulieren die Magennerven. Ingwer erhalten Sie in der Apotheke als klein geschnittene Wurzel oder als Pulver. Die Wurzel kann man bei Übelkeit auch direkt kauen.

Variante: Man löst 1 Teelöffel des Pulvers in einem Glas Wasser, das man dann trinkt.

Blutwurz-Tinktur

Anwendung: 10 bis 30 Tropfen Blutwurz-Tinktur in einer Verdünnung 1:10 (aus der Apotheke) mit 1/2 Glas Wasser mehrmals täglich, in schweren Fällen stündlich einnehmen.

Alternative: 1 Messerspitze Blutwurzpulver mit einem geriebenen Apfel mehrmals täglich einnehmen.

VERSTOPFUNG

Leinsamen

Anwendung: 1 bis 2 Esslöffel Leinsamen unbehandelt oder nur leicht angequetscht mit 1 Tasse Wasser, leichtem Kräutertee oder ungesüßtem Fruchtsaft zwischen den Mahlzeiten einnehmen. Nicht vorquellen, da die Samen erst im Darm aufquellen sollen.

Vorsicht: Unbedingt 1 Glas Wasser nach dem Aufstehen trinken.

Sennestee

Kaltwasserauszug: 2 Teelöffel Sennesblätter oder -früchte mit 1/2 Liter kaltem oder lauwarmem Wasser übergießen, 8 Stunden ziehen lassen, abseihen und leicht erwärmen. Am Abend 1 bis 2 Tassen trinken.

Vorsicht: Sennesblätter oder -früchte gehören zu den stimulierenden Abführmitteln und sollten nicht länger als 1 bis 2 Wochen eingenommen werden, weil eine Darmträgheit verstärkt werden kann.

Teemischung

Zusammensetzung: 20 g Anisfrüchte, 20 g Fenchelfrüchte, 20 g Sennesblätter, 20 g Kümmelfrüchte und 20 g Pfefferminzblätter.

Teezubereitung: 1 Esslöffel Teemischung im Mörser zerdrücken, mit 1 Tasse heißem Wasser übergießen, zugedeckt 5 Minuten ziehen lassen und abseihen. Mehrmals am Tag 1 Tasse mit Honig gesüßt trinken.

LEBER- UND GALLENBESCHWERDEN

Rettichsaft

Frischpflanzenpresssaft: Den Rettich schälen, zerkleinern und in der Saftpresse auspressen. 3-mal täglich 2 Esslöffel Saft einnehmen.

Vorsicht: Nicht länger als 6 Wochen regelmäßig anwenden, da die Senföle des Rettichs den Magen reizen.

Artischockentee

Teezubereitung: 1 Teelöffel Artischockenblätter mit 1 Tasse heißem Wasser übergießen, 10 Minuten ziehen lassen und abseihen. Jeweils 1 Tasse vor den Mahlzeiten trinken.

Erdrauchtee

Kaltwasserauszug: 2 Teelöffel Erdrauchkraut mit 2 Tassen kaltem Wasser übergießen, über Nacht ziehen lassen, abseihen und dann leicht erwärmen. Jeweils 1 Tasse zu den Mahlzeiten trinken.

MAGENSCHLEIMHAUT-ENTZÜNDUNG

Leinsamenkur

Anwendung: 2 bis 3 Esslöffel geschrotete oder zerkleinerte Leinsamen in 1/2 Liter Wasser einweichen und über Nacht ziehen lassen. Dann kurz aufkochen und durch ein feines Sieb oder Tuch seihen. Den warmen Schleim langsam trinken.

Vorsicht: Während der Leinsamenkur müssen täglich 2 Liter Wasser getrunken werden.

Kamillentee

Teezubereitung: 1 gehäuften Esslöffel Kamillenblüten mit 1 Tasse kochendem Wasser übergießen, zugedeckt 10 Minuten ziehen lassen und abseihen. In akuten Fällen alle 30 Minuten oder jede Stunde 1 Tasse, ansonsten täglich 3 bis 4 Tassen langsam und schluckweise trinken.

MAGEN-DARM-GESCHWÜR

Kamillen-Rollkur

Anwendung: 5 Esslöffel Kamillenblüten mit 1 Liter heißem Wasser übergießen, zugedeckt 5 bis 10 Minuten ziehen lassen und abseihen. Am Morgen nüchtern 2 Tassen Kamillentee warm trinken. Anschließend 10 Minuten auf den Rücken legen, dann jeweils 10 Minuten auf die rechte und 10 Minuten auf die linke Seite, zuletzt noch 10 Minuten auf den Bauch legen.

HEISSER LEIBWICKEL

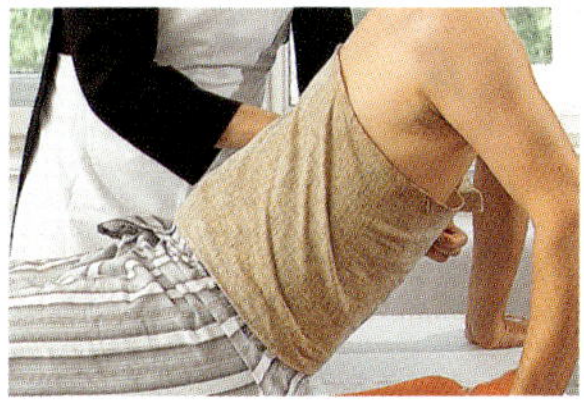

1. Bei Verstopfung, Durchfall oder Darmentzündung ein Leinentuch in heißes Wasser tauchen, gut auswringen und von einer Hilfsperson um den Leib wickeln lassen.

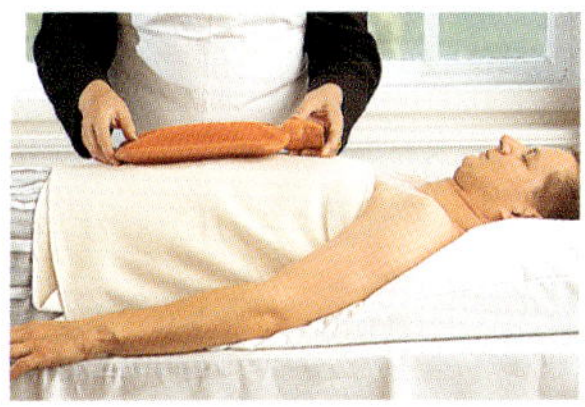

2. Ein Baumwolltuch eng um den Körper wickeln, ausgestreckt hinlegen und eine Wärmflasche auf die Auflage legen (lassen).

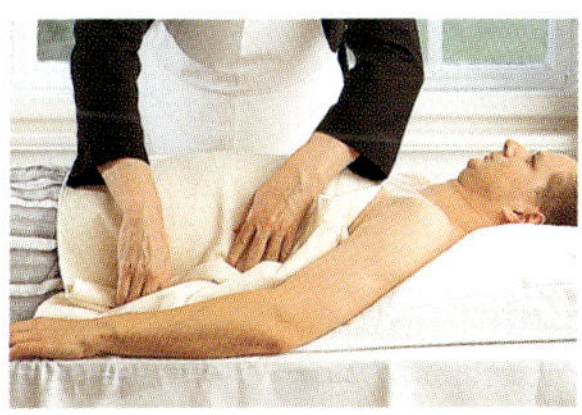

3. Danach als dritte Lage ein Frotteetuch eng anliegend über die ersten Lagen und die Wärmflasche legen. Den Wickel 1 Stunde wirken lassen und 1/2 Stunde nachruhen.

Bewährte Rezepturen bei Nieren- und Blasenerkrankungen

Nicht nur Nierensteinleiden waren bereits in der frühen Klostermedizin ein großes Thema, sondern auch andere Beschwerden beim Harnlassen. So hält der klösterliche Arzneimittelschatz eine Reihe von Pflanzen parat (z. B. Birke oder Brennnessel), die sich für eine Durchspülungstherapie eignen. Sie sollen die Urinbildung anregen, sodass Bakterien aus dem Körper ausgeschwemmt werden und sich Nierensteine erst gar nicht bilden können. Wegen ihrer keimhemmenden Wirkung haben sich bei Blasenentzündung und Reizblase auch Brunnenkresse- und Meerrettichsaft bewährt.

NIERENSTEINLEIDEN, BLASENENTZÜNDUNG UND REIZBLASE

Birkentee

Teezubereitung: 2 bis 3 Teelöffel Birkenblätter mit 1 Tasse kochendem Wasser übergießen, 10 Minuten ziehen lassen, abseihen. Täglich 3 Tassen trinken. Zur Unterstützung der Durchspülung sollte man zu jeder Tasse Tee 1 Glas Wasser trinken!

Brennnesseltee und -saft

Teezubereitung: 1 bis 2 Teelöffel Brennnesselkraut oder -blätter mit 1 Tasse kochendem Wasser übergießen, 10 Minuten ziehen lassen und abseihen. Täglich 2 bis 3 Tassen trinken. Zur Unterstützung der Durchspülung sollte man zu jeder Tasse Tee 1 Glas Wasser trinken!
Frischpflanzenpresssaft: 3 Esslöffel täglich zu sich nehmen.

Ackerschachtelhalmtee

Teezubereitung: 1 Esslöffel Ackerschachtelhalmkraut mit 1 Tasse Wasser übergießen, 5 Minuten kochen, 10 bis 15 Minuten ziehen lassen, abseihen. Täglich 3 Tassen trinken. Zur Unterstützung der Durchspülung sollte man zu jeder Tasse Tee 1 Glas Wasser trinken!

Goldrutentee

Teezubereitung: 2 Teelöffel Goldrutenkraut mit 1 Tasse heißem Wasser übergießen, 10 Minuten ziehen lassen, abseihen. Täglich 2 bis 3 Tassen trinken. Zur Unterstützung der Durchspülung sollte man zu jeder Tasse Tee 1 Glas Wasser trinken!
Vorsicht: Goldrutentee sollte man niemals anwenden bei Ödemen aufgrund von Herz- und Niereninsuffizienz!

Liebstöckeltee

Teezubereitung: 1 bis 2 Teelöffel zerkleinerte Liebstöckelwurzel mit 1 Tasse kochendem Wasser übergießen, zugedeckt 15 Minuten ziehen lassen, abseihen. Zu jeder Tasse Tee sollte man 1 Glas Wasser trinken!
Vorsicht: Nicht anwenden bei entzündlicher Nierenerkrankung und während der Schwangerschaft!

Löwenzahntee

Teezubereitung: 2 Teelöffel Löwenzahnwurzel und -kraut mit 1 Tasse Wasser übergießen, kurz aufkochen, 10 Minuten ziehen lassen und abseihen. Täglich 2 bis 3 Tassen trinken. Zur Unterstützung der Durchspülung sollte man zu jeder Tasse Tee 1 Glas Wasser trinken!

BLASENENTZÜNDUNG UND REIZBLASE

Brunnenkressesaft

Frischpflanzenpresssaft: Täglich 2- bis 3-mal 1 Teelöffel nach dem Essen einnehmen.
Vorsicht: Niemals länger als 4 Wochen einnehmen, da die Senföle stark reizend sind. Nicht geeignet für Kinder und bei Magen- und Darmgeschwüren oder entzündlicher Nierenerkrankung.

Meerrettichsaft

Frischpflanzenpresssaft: 2-mal täglich 1 Teelöffel nach dem Essen beziehungsweise je nach angegebener Dosierungsempfehlung einnehmen.
Vorsicht: Nur wenige Wochen hintereinander einnehmen, da die Senföle stark reizend sind. Nicht geeignet für Kinder und bei Magen- und Darmgeschwüren oder entzündlicher Nierenerkrankung.

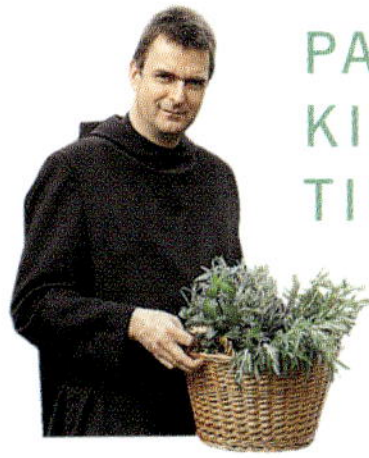

PATER KILIANS TIPP

Fruchtsäfte, die heilen

Wenn das Harnlassen schmerzt und Sie das Gefühl haben, Ihre Blase nicht richtig entleeren zu können, haben Sie wahrscheinlich eine Harnwegsinfektion. Viel, viel trinken – das ist dann das Wichtigste. Doch wie so oft kann man auch hier das Nützliche mit dem Angenehmen verbinden. Besonders gesund ist es nämlich, täglich 300 ml Preiselbeersaft, 200 ml Johannisbeersaft und 200 ml Himbeersaft zu trinken. Himbeeren enthalten viel Phenolsäure und Flavonoide, die keimhemmend wirken. Preiselbeeren und Johannisbeeren senken den pH-Wert und wirken damit ebenfalls hemmend auf Bakterien in den Harnwegen.

Bewährte Rezepturen bei Frauenleiden

Wohl jede Frau wird auf die eine oder andere Weise schon einmal mit Menstruationsbeschwerden konfrontiert worden sein. Zur Behandlung von Regelbeschwerden mit Heilkräutern haben sich vor allem Tees bewährt, die den Hormonhaushalt regulieren und die krampfartigen Schmerzen lindern. Wohltuend bei Schmerzen im Unterleib ist auch eine Massage oder ein Kamillen-Umschlag. Wechseljahrsbeschwerden liegen stärkere Hormonschwankungen zugrunde – hier greift man am besten zu einem Fertigpräparat. In jedem Fall ärztlich behandeln lassen sollte sich, wer unter einer Scheidenentzündung leidet. Zur unterstützenden Behandlung sinnvoll sind jedoch entzündungslindernde Bäder. Bei Schwangerschaftserbrechen und zur Geburtsvorbereitung werden Tees mit besonders mild wirkenden Pflanzen eingesetzt, die schon seit Generationen verwendet werden.

MENSTRUATIONSBESCHWERDEN

Silberkerzentee

Teezubereitung: 1 Teelöffel zerkleinerte Silberkerzenwurzel mit 1 Tasse kochendem Wasser übergießen, 10 Minuten ziehen lassen und abseihen. Im Laufe des Tages 3 Tassen trinken. Bei regelmäßiger Einnahme tritt etwa nach 4 bis 6 Wochen eine Besserung der Beschwerden ein.

Vorsicht: Bei Frauen mit Mammakarzinom ist eine Einnahme nur unter ärztlicher Betreuung sinnvoll.

Frauenmanteltee

Teezubereitung: 2 Teelöffel Frauenmantelkraut mit 1/4 Liter heißem Wasser übergießen, 10 Minuten ziehen lassen und abseihen. Täglich 1 bis 3 Tassen trinken.

Teemischung

Zusammensetzung: 30 g Kamillenblüten, 30 g Brennesselkraut, 24 g Fenchelfrüchte, 8 g Gänsefingerkraut und 8 g Birkenblätter.

Teezubereitung: 2 gehäufte Teelöffel Teemischung im Mörser zerdrücken, mit 1 Tasse kochendem Wasser übergießen, zugedeckt 10 Minuten ziehen lassen und abseihen. 4- bis 5-mal täglich 1 Tasse frisch aufgebrühten Tee trinken.

Massageöl

Anwendung: Die ätherischen Öle von Kamillenblüten, Kümmelfrüchten und Melissenblättern zu gleichen Teilen mischen. Das Gemisch mit einem Basisöl (z. B. Weizenkeim- oder Jojobaöl) im Verhältnis

1:1 vermengen. Mit dem Kräuteröl mehrmals täglich die Beckengegend und den Unterleib mit sanftem Druck massieren.

Kamillen-Umschlag

Anwendung: 1 Esslöffel Kamillenblüten mit 1/2 Liter kochendem Wasser übergießen, 10 Minuten zugedeckt ziehen lassen und abseihen. Ein Leinentuch in den heißen Sud tauchen, auswringen und auf den schmerzenden Unterleib auflegen. Mit einem Baumwolltuch abdecken und eine Wärmflasche auf das Tuch legen. Den Umschlag so lange einwirken lassen, wie er als angenehm empfunden wird.

WECHSELJAHRE

Silberkerzen-Präparate

Anwendung: Für eine optimale Wirkung ist Silberkerzenwurzel als alkoholischer Auszug zu empfehlen, der als Flüssigextrakt oder in Tablettenform angeboten wird.

SCHEIDENENTZÜNDUNG

Taubnesselbad

Badezusatz: 50 g Taubnesselblüten mit 1 Liter heißem Wasser übergießen, 10 Minuten ziehen lassen, abseihen und in eine Wanne mit 9 Liter Wasser geben. Mehrmals täglich bei 37 °C 15 bis 20 Minuten baden und mit dem lauwarmen Sud die Scheide spülen.

Kombiniertes Kräuterbad

Zusammensetzung: 10 g Taubnesselblüten, 10 g Frauenmantelkraut, 10 g Brombeerblätter und 10 g Salbeiblätter.

Badezusatz: 4 Esslöffel Kräutermischung mit 1 Liter kochendem Wasser übergießen, 10 Minuten ziehen lassen, abseihen und in eine Wanne mit 9 Liter Wasser geben. Mehrmals täglich bei 37 °C baden.

SCHWANGERSCHAFTS-ERBRECHEN

Teemischung

Zusammensetzung: 25 g Anisfrüchte, 25 g Fenchelfrüchte, 25 g Kamillenblüten, 25 g Pfefferminzblätter.

Teezubereitung: 1 gehäuften Teelöffel Teemischung im Mörser zerdrücken, mit 1 Tasse heißem Wasser übergießen, zugedeckt 10 bis 15 Minuten ziehen lassen, abseihen. Täglich bis zu 5 Tassen trinken.

GEBURTSVORBEREITUNG

Teemischung

Zusammensetzung: 25 g Melissenblätter, 25 g Frauenmantelkraut, 20 g Himbeerblätter, 10 g Dillfrüchte und 20 g Fenchelfrüchte.

Teezubereitung: 1 gehäuften Teelöffel Teemischung im Mörser zerdrücken, mit 1 Tasse kochendem Wasser übergießen, zugedeckt 10 bis 15 Minuten ziehen lassen, abseihen. Täglich bis zu 5 Tassen trinken.

Bewährte Rezepturen bei Hautproblemen

Die Klosterheilkunde hat traditionell einen großen Stellenwert bei der Behandlung von Hauterkrankungen. Gerade bei chronischen Krankheiten wie Neurodermitis, die vor allem auch Kleinkinder betreffen, sind pflanzliche Heilmittel vorteilhaft, da sie kaum Nebenwirkungen haben. Salben, Öle, Tinkturen, Bäder oder Umschläge mit Heilpflanzen können den Juckreiz lindern und Entzündungen hemmen. Je nachdem, welche Heilpflanzen zum Einsatz kommen, dienen die Anwendungen auch zur Wundheilung und Keimhemmung.

EKZEME

Kamillenöl

Anwendung: 1 knappen Teelöffel Kamillenöl aus der Apotheke mit 100 ml Olivenöl mischen. Mehrmals täglich dünn auf die betroffenen Hautstellen auftragen.

Eichenrindenbad

Badezusatz: 2 Esslöffel zerkleinerte Eichenrinde mit 1 Liter Wasser übergießen, 30 Minuten kochen lassen, abseihen und abkühlen lassen. Die betroffenen Körperstellen darin 15 Minuten baden.

Vorsicht: Das Bad sollte man nicht länger als 2 Wochen hintereinander anwenden, da auch für die Leber giftige Stoffe aufgenommen werden.

NEURODERMITIS

Nachtkerzen-Ölbad

Badezusatz: Etwa 10 ml Nachtkerzenöl mit 10 ml Sahne mischen und ins 36 bis 38 °C warme Badewasser geben. Die betroffenen Körperstellen darin 15 Minuten baden.

Haferstrohbad

Badezusatz: 100 g Haferstroh in 2 Liter Wasser geben, 15 Minuten kochen lassen, abseihen und ins lauwarme Badewasser geben. Die betroffenen Körperstellen darin täglich 10 bis 15 Minuten baden.

AKNE

Thymian-Gesichtswasser

Anwendung: Zum Ablösen der Fettschichten und zur Reinigung hilft Thymianöl, das man im Verhältnis 1:10 mit 40-prozentigem Alkohol ansetzt. Der Alkoholgehalt soll 40 Prozent nicht übersteigen, weil sonst die Talgproduktion angeregt wird. Die alkoholische Thymianlösung mit einem Wattebausch 2-mal täglich auf die Pickel tupfen.

Heilkräuter-Umschlag

Zusammensetzung: 20 g Arnikablüten, 20 g Johanniskraut, 20 g Kamillenblüten, 20 g Seifenkraut und 20 g Thymiankraut.

Anwendung: 1 bis 2 Esslöffel Kräutermischung mit 1 Tasse kochendem Wasser übergießen, zugedeckt 10 Minuten ziehen lassen und abseihen. Ein Leinentuch in den abgekühlten Sud tauchen, auswringen und auf die stark juckenden oder brennenden Hautbereiche auflegen. Öfter wechseln, sobald die Auflage warm geworden ist.

HERPES

Melissen-Präparat

Anwendung: Melisse gilt als bestes pflanzliches Heilmittel gegen Herpes. Eine spezielle Melissensalbe ist in Apotheken erhältlich. Täglich 2- bis 4-mal auf die Herpesbläschen auftragen.

WUNDEN

Spitzwegerichblätter

Anwendung: Man presst, unmittelbar nachdem man sich die Wunde zugezogen hat, einige Tropfen Saft aus der frischen, an Wiesen und am Wegrand wachsenden Pflanze direkt auf die Verletzung, und zwar indem man das Blatt in der Hand rollt. Falls dies nicht gelingt, kann man auch einige Blätter kauen und den Brei auf die Wunde legen.

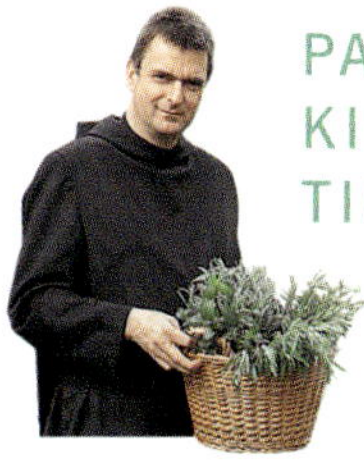

PATER KILIANS TIPP

Zwiebel bei Insektenstichen

Gegen anschwellende und schmerzende Wespenstiche gibt es ein überaus gut wirkendes Mittel: die Zwiebel. Man reibt die Einstichstelle mit einer halb aufgeschnittenen Zwiebel ein, lässt den Zwiebelsaft 5 bis 15 Minuten einziehen und kühlt die Stelle anschließend mit kaltem Wasser.

Ringelblumen-Umschlag

Anwendung: 2 Teelöffel Ringelblumenblüten mit 1 Tasse kochendem Wasser übergießen, 10 Minuten ziehen lassen und abseihen. Ein Leinentuch in den Sud tauchen, noch warm auf die Wunde auflegen, ein trockenes Tuch darüber legen und 15 Minuten einwirken lassen.

INSEKTENSTICHE

Lavendelöl

Anwendung: 5 ml Lavendelöl mit 25 ml 40-prozentigem Alkohol mischen. Einen Wattebausch damit tränken, auf die betroffenen Stellen auflegen, 30 Minuten ziehen lassen.

Bewährte Rezepturen bei Beschwerden am Bewegungsapparat

Vor allem bei der Dauerbehandlung, aber auch bei der Akuttherapie von Arthrose und Arthritis kann die Klosterheilkunde effektiv helfen. Außerhalb eines Krankheitsschubs trägt der Teufelskrallentee dazu bei, dass Betroffene mit einer möglichst geringen ärztlichen Basistherapie auskommen oder sagar ganz darauf verzichten können. Bei einem aktiven Krankheitsschub ist ein entzündungshemmender und schmerzlindernder Arnika-Umschlag empfehlenswert. Bei der Behandlung von Gicht haben sich ein Durchspülungstee mit Birke und Brennnessel und ein schmerzlindernder Weidenrindentee bewährt. Sehr wirkungvoll bei Muskelkrämpfen oder Verstauchungen und Prellungen sind Heilpflanzentees und -umschläge.

ARTHROSE UND ARTHRITIS

Teufelskrallentee

Teezubereitung: 1 Esslöffel gepulverte Teufelskrallenwurzel mit 2 Tassen kochendem Wasser übergießen, 8 Stunden ziehen lassen. Vor dem Trinken noch einmal kurz aufkochen und danach abseihen. Diese zubereitete Menge wird auf 3 Tagesportionen aufgeteilt. Bei Bedarf kann man den Tee mit Fenchelhonig oder Ähnlichem süßen. Die Wirkung setzt ungefähr ab der dritten Woche ein.

Arnika-Umschlag

Anwendung: 4 Teelöffel Arnikablüten mit 1 Tasse kochendem Wasser übergießen, 5 bis 10 Minuten ziehen lassen und abseihen. Ein Leinentuch in den Sud tauchen und noch warm auf die schmerzenden Stellen auflegen und 20 bis 30 Minuten einwirken lassen.

Alternative: Anstelle des Suds kann man auch Arnika-Tinktur verwenden, die man im Verhältnis 1:5 in Wasser verdünnt.

GICHT

Teemischung

Zusammensetzung: 30 g Brennnesselkraut, 20 g Birkenblätter, 30 g Löwenzahnwurzel mit -kraut und 20 g Johannisbeerblätter.

Teezubereitung: 2 Teelöffel Teemischung mit 1 Tasse Wasser übergießen, 30 Minuten kochen lassen und dann abseihen. Täglich 3 Tassen jeweils vor den Mahlzeiten trinken.

Weidenrindentee

Teezubereitung: 1 Teelöffel zerkleinerte Weidenrinde mit 1 Tasse kochendem Wasser übergießen, 20 Minuten ziehen lassen und dann abseihen. Über den Tag verteilt 5 bis 9 Tassen trinken.

MUSKELKRÄMPFE

Buchweizentee

Teezubereitung: 2 Teelöffel Buchweizenkraut mit 1 Tasse kochendem Wasser übergießen, 10 Minuten ziehen lassen und abseihen. Mehrmals täglich 1 Tasse trinken. Um eine dauerhafte Wirkung zu erzielen, ist die Einnahme über mehrere Wochen notwendig.

Mäusedorn-Präparat

Anwendung: Mäusedornwurzel ist hier nur als Extrakt sinnvoll (2 bis 3 Kapseln täglich). Es empfiehlt sich eine Einnahme über mehrere Monate.

VERSTAUCHUNGEN, PRELLUNGEN UND ZERRUNGEN

Steinklee-Umschlag

Anwendung: 3 Esslöffel Steinkleekraut mit 1 Tasse kochendem Wasser übergießen, 10 Minuten ziehen lassen und abseihen. Ein Leinentuch in den abgekühlten Sud tauchen, auf die schmerzenden Stellen auflegen und 30 Minuten einwirken lassen. Täglich 3-mal erneuern.

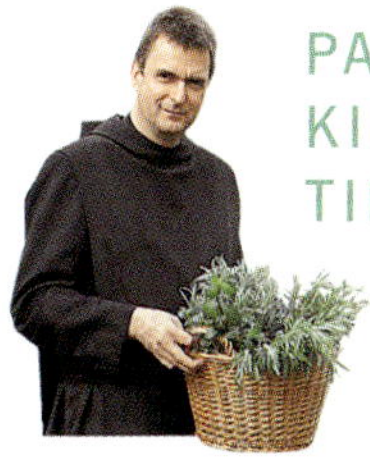

PATER KILIANS TIPP

Erste-Hilfe-Maßnahmen bei Verstauchungen

Verstauchungen sind häufige Verletzungen, die vor allem beim Sport auftreten. Zwar sind sie in der Regel nicht gefährlich, dafür aber mit starken Schmerzen verbunden. Um für Erste-Hilfe-Maßnahmen richtig ausgerüstet zu sein, sollte man immer eine Mullbinde im Gefrierschrank aufbewahren. Unmittelbar nach der Verletzung (stramm) angelegt, führt sie zum Abschwellen des betroffenen Gelenks und stoppt auch den Bluterguss. Nach dieser Ersten-Hilfe-Maßnahme ist ein kühlender Wickel sinnvoll: Man streicht 250 g Quark, dem man 20 Tropfen Beinwell-Tinktur und 20 Tropfen Arnika-Tinktur zugefügt hat, etwa 2 cm dick auf ein langes schmales Tuch, legt es um das verletzte Gelenk und befestigt es mit einem zweiten Tuch. Den Wickel nimmt man ab, sobald der Quark trocken ist.

Heilkräutertees richtig zubereiten

Teezubereitungen zählen zu den ältesten medizinischen Anwendungen von Heilpflanzen. Doch obwohl die Herstellung denkbar leicht ist, gilt es doch, einige Regeln zu beachten.

Kaltwasserauszug

Die Wirkstoffe mancher Heilpflanzen werden durch Hitze zerstört – bei ihnen eignet sich der Kaltwasserauszug. Dabei werden nur die leicht wasserlöslichen Bestandteile aus den Pflanzenteilen herausgelöst. Man übergießt sie mit kaltem Wasser, lässt sie etwa 8 Stunden ziehen und rührt dabei ab und zu um. Danach seiht man das Wasser durch ein Teesieb ab.

Abkochung

Werden für eine Rezeptur im Wesentlichen Wurzelbestandteile mit schwer löslichen Inhaltsstoffen gemischt, so müssen diese mit Hitze extrahiert werden: Sie werden ungefähr 15 Minuten lang gekocht, bevor man sie abseihen und trinken kann.

Heißwasserauszug

Die klassische Form der Teezubereitung ist die Überbrühung der Pflanzenteile mit heißem bzw. kochendem Wasser (siehe Abbildungen 1, 2). Dabei werden den Heilpflanzen schwer wasserlösliche Substanzen entzogen.

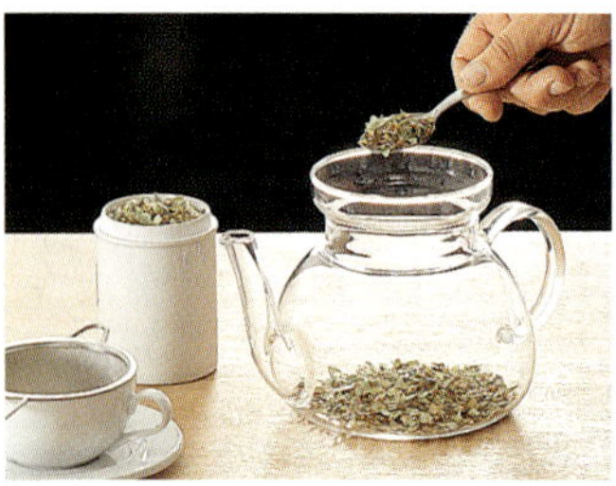

1. Die Dosierungsempfehlung für einen Erwachsenen lautet im Durchschnitt – falls nicht anders angegeben – 1 bis 2 Teelöffel pro Tasse.

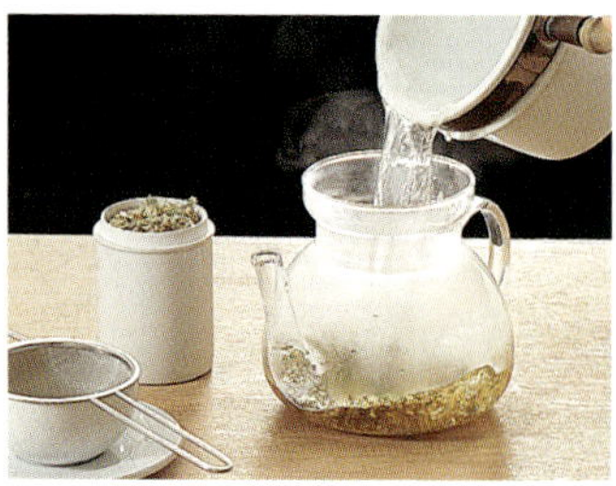

2. Den Tee für einen Heißwasserauszug mit kochendem Wasser übergießen. Je nach Rezept zugedeckt ziehen lassen und im Anschluss daran abseihen.

Tinkturen und Extrakte selbst herstellen

Tinkturen sind Alkohol-Wasser-Auszüge, das heißt, die Wirkstoffe werden aus den Heilkräutern extrahiert, indem man sie in Alkohol ziehen lässt. Bei einem Ölauszug hingegen werden die fettlöslichen Wirkstoffe herausgelöst.

Tinktur

Man verwendet 40-, 50- und 70-prozentigen Alkohol (Weingeist). Durch das Alkohol-Wasser-Gemisch werden den Heilpflanzen sowohl wasserlösliche als auch alkohollösliche Wirkstoffe entzogen (siehe Abbildungen 1, 2). Da sich die verschiedenen Inhaltsstoffe nicht gleichermaßen in unterschiedlich starkem Alkohol lösen, sollte man sich genau an die Rezepturempfehlungen halten. Auch die empfohlene Dosierung ist genau einzuhalten, da Tinkturen starke Arzneimittel sind!

Ölauszug

Für eine Extraktion mit Öl verwendet man Oliven-, Sonnenblumen- oder auch andere möglichst hochwertige Pflanzenöle. Die Herstellung eines so genannten Kaltextrakts ist etwas zeitaufwendig: Die Heilpflanzen lässt man über mehrere Wochen in dem Öl ziehen, bis der gewünschte Wirkstoffanteil in das Öl aufgenommen wurde. Da diese Öle überaus leicht verderblich sind, sollte man den Extrakt möglichst kühl und in dunklen Flaschen aufbewahren.

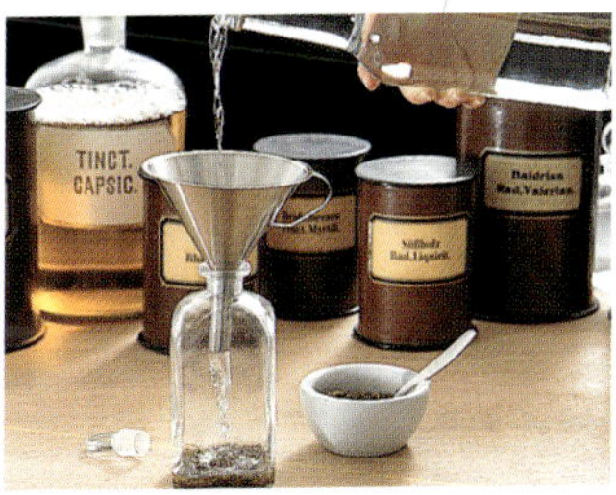

1. Die abgewogenen und im Mörser zedrückten Pflanzenteile in ein Glas geben, mit Alkohol bedecken und dann ziehen lassen (Dauer je nach Rezeptur).

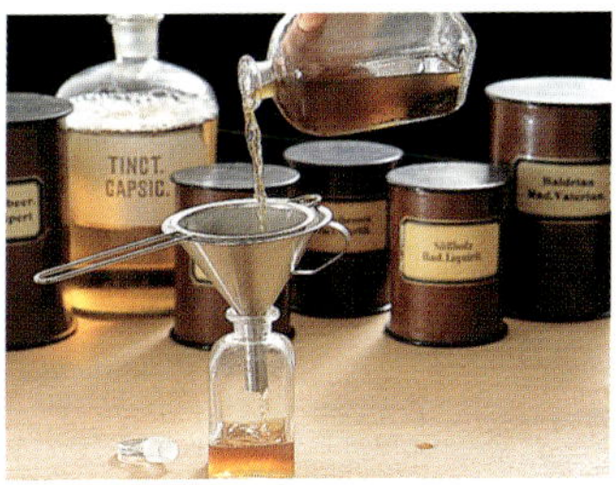

2. Die Tinktur durch einen Filter abseihen, in saubere Glasbehälter umfüllen und gut verschlossen an einem kühlen, dunklen Ort aufbewahren.

Pflegemilch herstellen

Wind und Sonne, aber auch extreme Kälte lassen die Haut oft schneller austrocknen, als einem lieb ist. Neben diesen äußeren gibt es auch eine Reihe von inneren Faktoren, die den Hauttyp bedingen, etwa Veranlagung oder das Alter. Wer zu trockener Haut neigt, sollte sie vor allem nach dem Baden wieder gründlich mit Feuchtigkeit und Ölen versorgen. Empfehlenswert ist eine Pflegemilch ohne Konservierungsstoffe, die man relativ einfach selbst herstellen kann. Je nach geruchlicher Vorliebe kann man sie mit ätherischen Ölen (z. B. Rosenöl) versetzen.

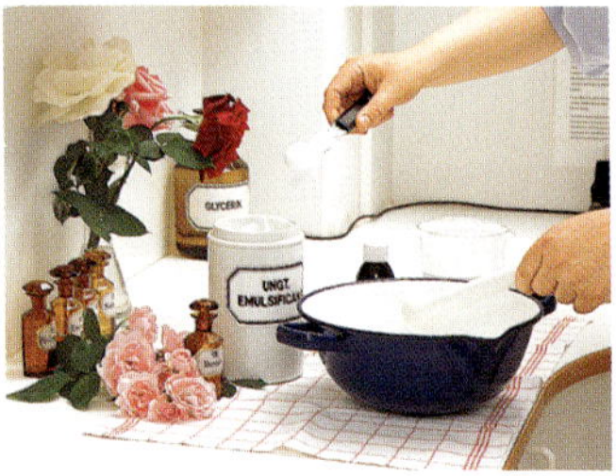

1. Zunächst 45 g Unguentum emulsificans aus der Apotheke, 5 g Propylenglykol und 50 g Wasser abwiegen. Dann die Unguentum emulsificans in eine Schale geben.

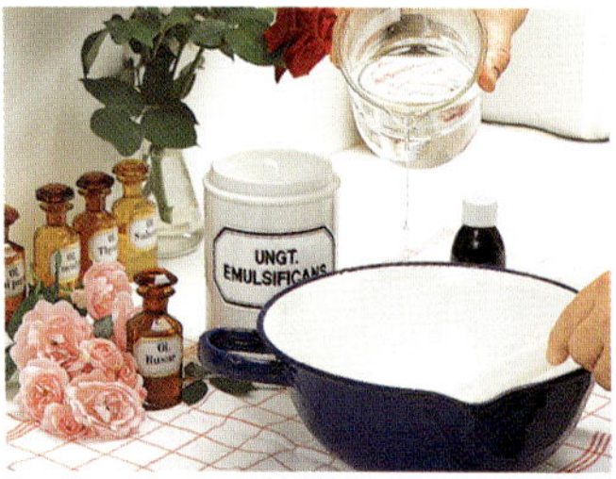

2. Nach und nach das Propylenglykol unter Rühren unter die Masse geben. Anschließend das frisch abgekochte Wasser langsam und ebenfalls unter Rühren der Masse zugeben.

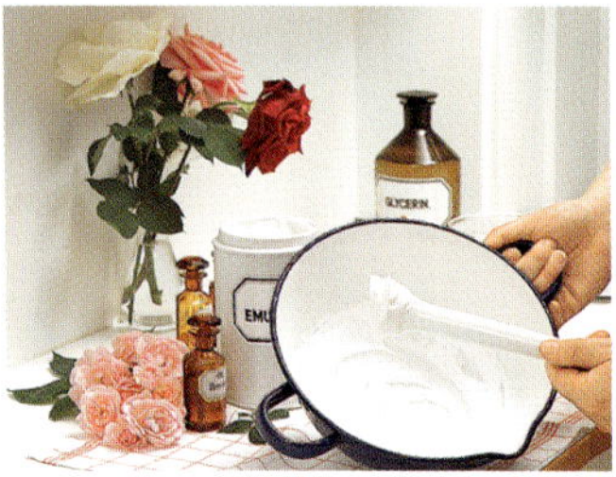

3. Die Masse so lange rühren, bis sich eine geschmeidige Milch ergibt. Die cremige Milch ist im Kühlschrank nur wenige Wochen haltbar.

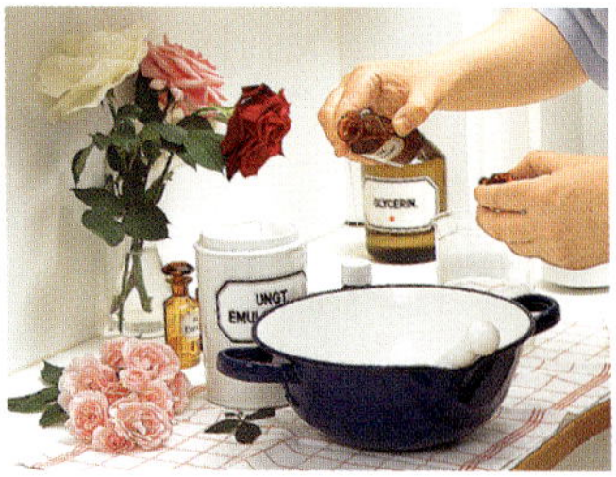

4. Tropfenweise 1 Teelöffel des ätherischen Öls zugeben und einrühren. Bei dem sehr intensiven Rosenöl genügen schon wenige Tropfen.

Salben selbst zubereiten

Zur Herstellung von Salben werden Heilkräuter zusammen mit Öl oder Fett erhitzt, um die fettlöslichen Inhaltsstoffe zu extrahieren. Als Grundlagen dienen z. B. Vaseline, Bienenwachs oder Schweineschmalz. Ein beliebter, geruchsneutraler (und für die Rezepturen in diesem Buch verwendeter) Salbengrundstoff ist das Eucerin: Es besteht aus Schafswollfetten und -wachsen sowie Vaseline. Im Gegensatz zu Cremes enthalten Salben nur wenig Wasser und können auch ohne Zugabe von Emulgatoren hergestellt werden (hier am Beispiel von Ringelblumensalbe gezeigt).

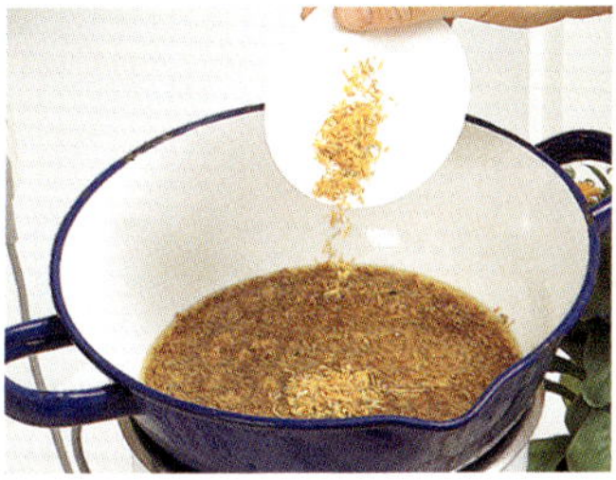

1. 5 g Ringelblumenblüten mit 100 g lauwarmem Eucerin im Wasserbad mild erwärmen, verrühren und mehrere Tage zugedeckt ziehen lassen, bis sich das Eucerin orange verfärbt.

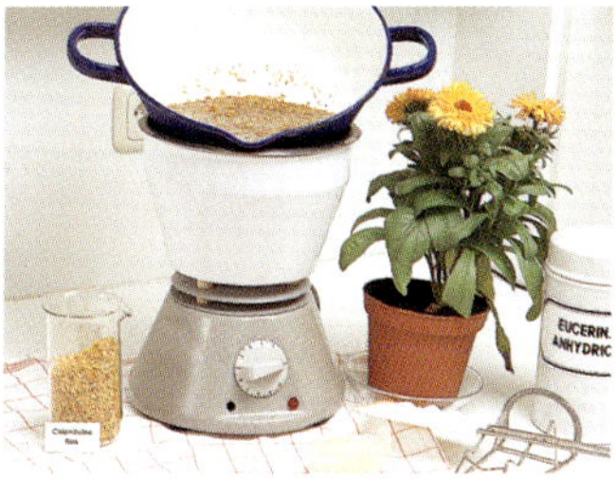

2. Erneut im Wasserbad mild erwärmen (ca. 40 °C) und so lange verrühren, bis das Eucerin flüssig wird und die Ringelblumenblüten absinken. Dann aus dem Wasserbad nehmen.

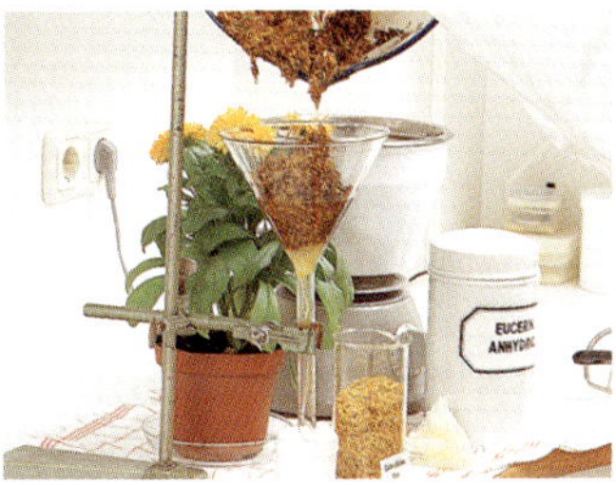

3. Das Gemisch durch einen Filter, der mit Verbandmull ausgekleidet ist, langsam in ein Vorratsgefäß laufen lassen und die Heilpflanzenreste wegwerfen.

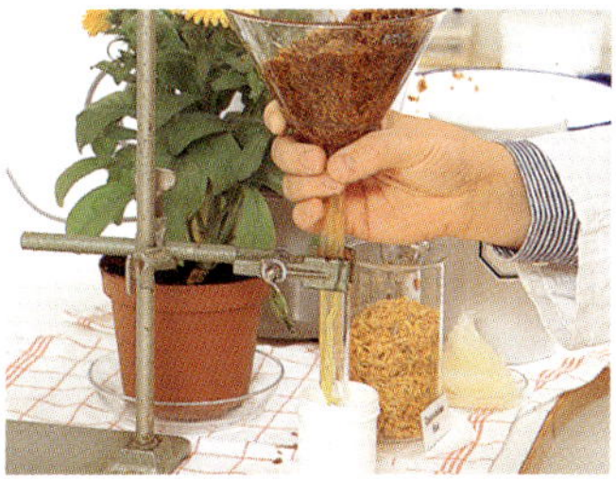

4. Um möglichst viel Salbe zu erhalten, auch die Salbenreste aus dem Filter entfernen und in saubere, verschließbare Schraubgläser umfüllen.

Heilpflanzen für Ihre Hausapotheke ...

BESCHWERDEN	HEILPFLANZE	ANWENDUNGSFORM
Blasenentzündung	Brennnessel 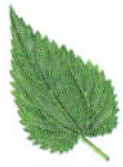	*Tee, Saft, siehe Seite 164*
Depressionen	Johanniskraut 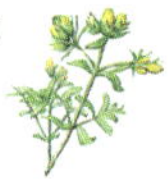	*Tee, siehe Seite 151*
Durchfall	Flohsamen (Sandwegerich) 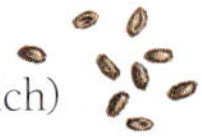	*Quellmittel, siehe Seite 161*
Ekzeme	Kamille 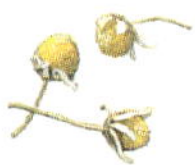	*Öl, siehe Seite 168*
Fiebrige Erkältung	Weide 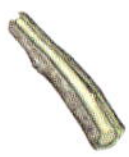	*Tee, siehe Seite 157*
Funktionelle Herzbeschwerden	Weißdorn 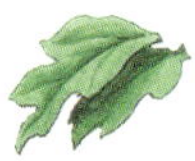	*Tee, siehe Seite 158*
Halsentzündung	Salbei 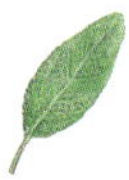	*Tee, siehe Seite 155*
Herzinsuffizienz	Weißdorn 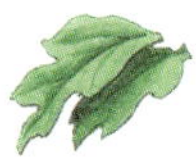	*Tee, siehe Seite 158*
Husten	Thymian 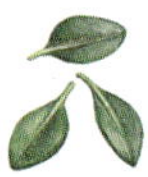	*Tee, siehe Seite 156*
Insektenstich	Zwiebel 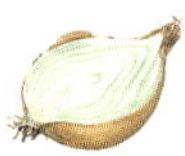	*Frischpflanze, siehe Seite 169*

… und wann sie wie helfen

BESCHWERDEN	HEILPFLANZE	ANWENDUNGSFORM
Kopfschmerzen	Pfefferminze 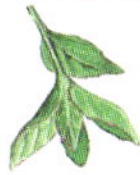	*Öl, siehe Seite 152*
Menstruationsbeschwerden	Frauenmantel 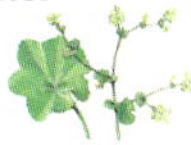	*Tee, siehe Seite 166*
Migräne	Pfefferminze 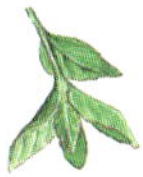	*Öl, siehe Seite 157*
Niedriger Blutdruck	Rosmarin 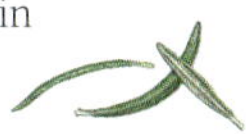	*Bad, siehe Seite 159*
Reizmagen	Kümmel 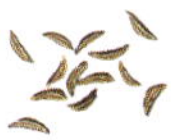	*Tee, siehe Seite 160*
Schlafstörungen	Baldrian 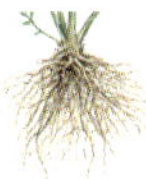	*Tee, siehe Seite 150*
Schnupfen	Kamille 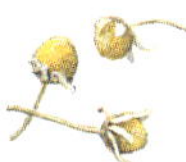	*Inhalation, siehe Seite 154*
Übelkeit und Erbrechen	Ingwer 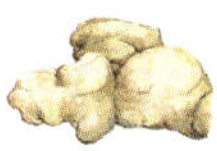	*Frischpflanze, Pulver, siehe Seite 161*
Verstopfung	Leinsamen 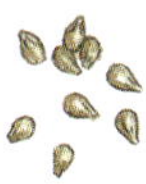	*Quellmittel, siehe Seite 162*
Wunden	Ringelblumen 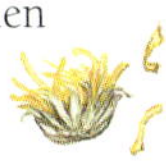	*Umschlag, siehe Seite 169*

Die Heilkraft der Kräuter

Die mittelalterlichen Klosterärzte hatten nur eine Möglichkeit, die Wirkung von Heilpflanzen und Küchenkräutern herauszufinden – und das war ausprobieren. Neben dem Studium der antiken Quellen und dem darin tradierten Wissen war jahrelange Erfahrung wichtig, um zu erkennen, welches Kraut gegen welche Krankheit gewachsen war. Dass dabei einige Versuche auch tödlich endeten, ließ sich kaum vermeiden. Mittlerweile verfügt die moderne Forschung über Methoden, die Inhaltsstoffe der Kräuter zu isolieren und ihre Wirkung genau zu erklären. Beziehungsweise – da in der Regel nicht nur ein einziger Inhaltsstoff für die Wirkung einer Heilpflanze verantwortlich ist – deren Kombination und harmonisches Zusammenspiel zu erläutern. Die richtige Mischung sorgt also meist für den Erfolg. Hier die wichtigsten Inhaltsstoffe auf einen Blick:

➤ ALKALOIDE

sind stickstoffreiche Verbindungen mit meist basischem Charakter, die zu den biologisch aktivsten, unmittelbar auf den menschlichen Körper wirkenden Naturstoffen gehören. Sie haben vor allem Auswirkungen auf das Nervensystem, aber auch auf die Drüsensekretion. Besonders häufig findet man sie etwa in den Schmetterlingsblütlern, Mohn- und Nachtschattengewächsen.

➤ ANTI-ULKUS-FAKTOR

ist eine Substanz, die in Kohlblättern vorkommt und gegen Magen- oder Zwölffingerdarmgeschwüre (Ulcera) wirksam ist.

➤ ÄTHERISCHE ÖLE

sind Kohlenwasserstoffverbindungen, die sich aus über 100 Inhaltsstoffen zusammensetzen und das typische Aroma der Pflanze enthalten. In der Natur dienen sie als Lockmittel für Insekten und als Schutz gegen Pilze und Bakterien. Sie werden leicht über die Haut und Schleimhäute in den menschlichen Körper aufgenommen, auch beim Einatmen können sie ihre Wirksamkeit gut entfalten.

➤ BALLASTSTOFFE

sind Stütz- und Strukturverbindungen pflanzlicher Zellwände, wie etwa Cellulose oder Pektine. Für den menschlichen Körper haben sie eine wichtige ernährungsphysiologische Bedeutung: Sie erhöhen die Magenfüllung, binden Wasser und sorgen so für eine verzögerte Aufnahme von Kohlenhydraten ins Blut und letztlich zu einem stabileren Blutzuckerspiegel. Auch das Sättigungsgefühl hält auf diese Weise länger an. Außerdem tragen Ballaststoffe zu einer Senkung des Cholesterinspiegels und zu einer erhöhten Darmbewegung bei und so zu einem regelmäßigen, weichen Stuhlgang.

BITTERSTOFFE

sind bitter schmeckende, chemisch verschiedenartige pflanzliche Inhaltsstoffe, die eine appetitanregende und verdauungsfördernde Wirkung haben können. Typische bitterstoffhaltige Pflanzen sind die Enziangewächse. Zu den intensiv bitter schmeckenden Substanzen zählen das Chinin oder das Koffein.

CAROTINOIDE

sind gelbe und rote Farbstoffe, die vor allem in Pflanzen vorkommen. Am bekanntesten ist das Beta-Carotin, eine Vorstufe des Vitamins A. Eine wichtige Bedeutung der Carotinoide liegt in ihrer Wirkung als Antioxidanzien. Sie sind fähig, vor agressiven Sauerstoffverbindungen, so genannten freien Radikalen, zu schützen, die z. B. durch UV-Licht, Giftstoffe oder Bestandteile des Zigarettenrauchs gebildet werden.

CUMARINE

sind Riechstoffe vieler Pflanzen, die gefäßerweiternde, gerinnungshemmende, antibakterielle, beruhigende und krampflösende Eigenschaften besitzen.

ENZYME

auch als Biokatalysatoren bezeichnet, bewirken, dass lebensnotwendige Stoffwechselprozesse mit der erforderlichen Geschwindigkeit ablaufen, sodass beispielsweise genügend Stoffwechselprodukte und Energie gebildet werden. Viele biochemische Reaktionen in Tieren oder Pflanzen würden bei der Temperatur im Organismus sonst nur sehr langsam ablaufen.

FETTSÄUREN

kommen in der Natur als Bestandteile von Ölen, Fetten, Wachsen oder manchen Alkoholen vor. Man unterscheidet gesättigte Fettsäuren, die bei Raumtemperatur fest sind, von ungesättigten Fettsäuren, die flüssig oder streichfest sind. So genannte essenzielle Fettsäuren, z. B. Linolsäure und Linolensäure, muss der Mensch über die Nahrung aufnehmen, da er sie nicht selbst aufbauen kann, aber als Ausgangsstoff für die Synthese mehrerer körpereigener Stoffe benötigt. Pflanzliche Speiseöle wie Sonnenblumen-, Soja- oder Leinöl enthalten essenzielle Fettsäuren in besonders großen Mengen.

➤ FLAVONOIDE

sind eine große Gruppe gelber, orangefarbener, roter, blauer oder schwarzer Pflanzenfarbstoffe, die u. a. für die Färbung von Blüten, Blättern oder Früchten verantwortlich sind. Sie haben allgemein antibakterielle Eigenschaften und können freie Radikale unschädlich machen.

➤ GAMMA-LINOLENSÄURE

ist eine ungesättigte, essenzielle Fettsäure, die im menschlichen Körper die Bildung von entzündungshemmenden und krampflösenden Stoffen unterstützt. Sie kommt in größeren Mengen im Borretsch oder der Nachtkerze vor.

➤ GERBSTOFFE

sind Substanzen, die zusammenziehend (gerbend) auf die Haut, Schleimhaut und das Bindegewebe wirken. Sie sind austrocknend und entzündungshemmend. Eine typische gerbstoffhaltige Pflanze ist die Eiche.

➤ GLYKOSIDE

sind Substanzen, die sowohl aus Zuckerkomponenten als auch einem Nichtzuckeranteil bestehen. Häufig besteht der Zuckeranteil aus Glukose, daher der Name. Zu den in der Heilkunde bekanntesten Glykosiden gehören herzwirksame Substanzen wie Digitalisglykoside.

➤ KIESELSÄURE

ist eine schwache Säure, deren Salze wichtige Bausteine im Bindegewebe etwa von Knochen, Knorpel, Haaren und Nägeln darstellen. Ein Mangel an Kieselsäure kann brüchige Fingernägel oder Haarausfall verursachen.

➤ MINERALSTOFFE

sind für den Aufbau von Körpersubstanz und den Ablauf biologischer Reaktionen wichtige anorganische Verbindungen, die als Salze aufgenommen werden. Sie müssen von den Organismen in größeren (Makroelemente) oder nur in sehr kleinen Mengen (Spurenelemente) aufgenommen werden.

➤ SÄUREN
sind sauer ($pH < 7$) reagierende Verbindungen, die in wässriger Lösung mit Basen Salze bilden, wobei Wasser entsteht.

➤ SAPONINE
sind Wirkstoffe, die in Verbindung mit Wasser seifenähnlichen Schaum bilden. Über eine Reizung der Magenschleimhaut wirken sie auswurffördernd.

➤ SCHLEIMSTOFFE
sind zuckerhaltige Verbindungen, die eine zähflüssige Schicht auf den Schleimhäuten bilden und dadurch reizmildernd wirken. Sie sind hilfreich bei Erkrankungen des Rachens und des Magen-Darm-Trakts.

➤ SENFÖLE
sind stark reizende Substanzen, die vor allem in der Familie der Kreuzblütler (z. B. Senf, Kohl, Rettich) vorkommen. Sie riechen stechend, sofern sie flüchtig sind, und können zu Tränen reizen. In entsprechender Verdünnung und in begrenzten Mengen sind sie ungefährlich. Größere Mengen Rettich oder Meerrettich können jedoch durchaus unangenehme Reizerscheinungen in Magen und Darm zur Folge haben.

➤ SPURENELEMENTE
sind Substanzen, die von lebenden Organismen nur in sehr kleiner Menge benötigt werden. Lebensnotwendig für Mensch und Tier sind unter anderem Eisen, Jod, Kupfer, Mangan oder Zink.

➤ TERPENE
sind eine große Gruppe von Naturstoffen und Bestandteile der meisten ätherischen Öle. Nur von wenigen ist die Funktion bekannt, etwa von den Carotinoiden. Nach der Anzahl der Kohlenstoff-Atome unterscheidet man Monoterpene mit 10 Kohlenstoff-Atomen, Diterpene mit 20 Kohlenstoff-Atomen etc.

➤ VITAMINE
sind lebensnotwendige Wirkstoffe, die keinen energetischen Nährwert besitzen, aber notwendig für die Aufrechterhaltung aller Lebensvorgänge sind. Man unterscheidet fettlösliche (z. B. Vitamin A, D, E, K) von wasserlöslichen Vitaminen (Vitamine der B-Gruppe, Vitamin C).

Register

Hinweis: Die im Buch veröffentlichten Ratschläge wurden mit größter Sorgfalt von Autoren und Verlag erarbeitet und geprüft. Eine Garantie kann jedoch nicht übernommen werden. Ebenso ist eine Haftung der Autoren bzw. des Verlags und seiner Beauftragten für Personen-, Sach- oder Vermögensschäden ausgeschlossen.
Erkrankungen mit ernstem Hintergrund gehören immer in ärztliche Behandlung. Bei bereits bestehenden Beschwerden kann das Buch deshalb keinen fachärztlichen Rat ersetzen.

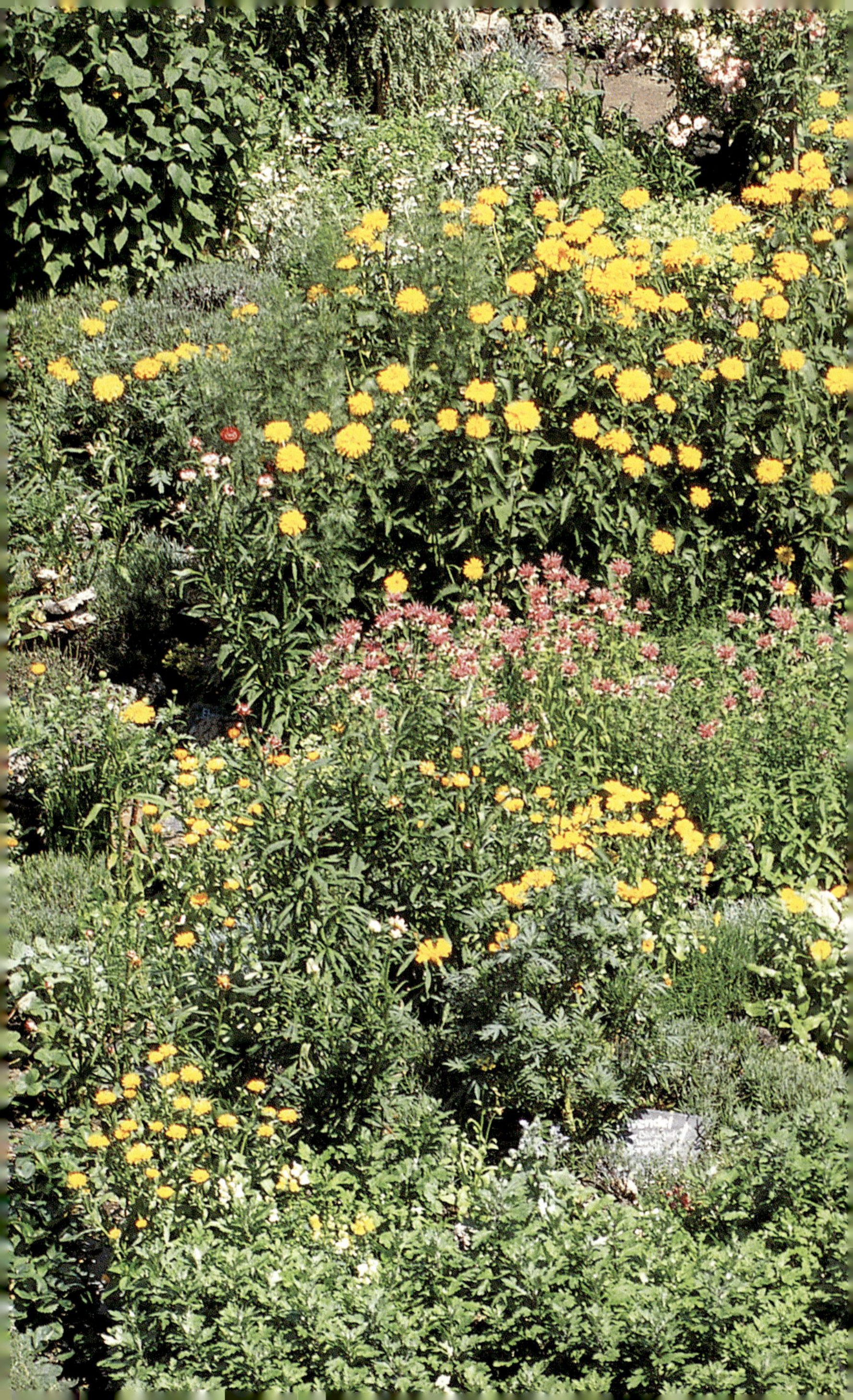